AF502328

DU DIAGNOSTIC

DES

LÉSIONS PROFONDES DE L'ŒIL

A L'AIDE

DE L'OPHTHALMOSCOPE ET DES PHOSPHÈNES ;

PAR

le Docteur A. BARRE,

Ancien Chirurgien Élève de 2e et de 1re classes à l'hôpital militaire d'instruction de Lille (concours 1846-48), *et à l'hôpital militaire de perfectionnement du Val-de-Grâce* (concours 1849) ; *Médecin Aide-Major au même hôpital* (concours 1853) ; *ex-Chirurgien en second de la frégate de la Marine Impériale la Pandore* (armée d'Orient) ; *ex-Médecin sanitaire à bord des paquebots-poste de sa M. I. ; Élève de M. Desmarres ; Médecin de l'Œuvre de la Miséricorde et du Bureau de bienfaisance et de charité de Montpellier, Professeur libre d'ophthalmologie.*

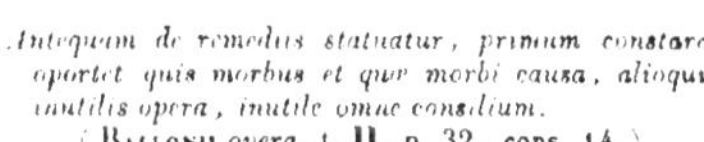

Antequam de remediis statuatur, primum constare oportet quis morbus et quæ morbi causa, alioqui inutilis opera, inutile omne consilium.
(Ballonii *opera*, t. II, p. 32, cons. 14.)

MONTPELLIER,

IMPRIMERIE DE RICARD FRÈRES, PLAN D'ENCIVADE, 3.

1857.

(EXTRAIT DES ANNALES CLINIQUES DE MONTPELLIER.)

A LA MÉMOIRE DE MON FRÈRE

Henri BARRE,

Ex-Chirurgien externe à l'Hôtel-Dieu St-Éloi; ancien Élève de l'École pratique d'anatomie et d'opérations chirurgicales, Docteur en médecine; Membre de plusieurs Sociétés savantes; Médecin Aide-Major de 1re classe attaché aux ambulances de la 3e division du 2e corps de l'armée d'Orient,

Mort en Crimée, sous les murs de Sébastopol.

Tu as été à la fois mon maître et mon protecteur, tout ce que je sais et tout ce que je suis c'est à toi que je le dois; reçois ici le tribut tardif de toute ma reconnaissance et de tous mes regrets !....

A LA MÉMOIRE DE MA SOEUR.

Aminthe BARRE.

A LA MÉMOIRE DE MON FRÈRE

Émile BARRE.

A. BARRE.

DU DIAGNOSTIC

DES

LÉSIONS PROFONDES DE L'OEIL

A L'AIDE

DE L'OPHTHALMOSCOPE ET DES PHOSPHÈNES.

Antequam de remediis statuatur, primum constare oportet quis morbus et quæ morbi causa, alioqui inutilis opera, inutile omne consilium.

(BALLONII *opera*, t. II, p. 32, cons. 14.)

S'il est une classe de maladies dont le diagnostic ait été long-temps environné de vague et d'incertitude, ce sont, sans aucun doute, les affections résultant des altérations profondes de l'œil. Bien des fois, on doit l'avouer, le sens est lésé dans son essence vitale, dans sa partie dynamique; bien des fois, en l'absence de toute lésion matérielle appréciable, le praticien est admis à conclure que l'examen de l'organe, joint à l'ensemble des phénomènes objectifs et subjectifs, ne saurait expliquer le trouble fonctionnel. Bien des fois, par contre, si l'œil ne répond pas à son excitant naturel, si ses actes physiologiques sont troublés dans leur normalité, c'est que ses parties profondes sont le théâtre de travaux morbides importants. Vient-on à les méconnaître, ou le diagnostic n'en devient-il accessible que dans leurs phases ultimes, il arrive que ces travaux ont pour résultat une lésion anatomique qui peut, à la longue, dégénérer en lésion vitale, ou tout au moins être le point de départ ou la cause efficiente d'un obstacle matériel qui s'oppose à l'accomplissement normal de l'acte de la vision.

Que de fois les recherches nécroscopiques, accusant l'insuffisance de nos moyens d'exploration, ne sont-elles pas venues démontrer l'existence de ces travaux pathologiques! Mais, borné dans ses recherches exploratrices, et ayant affaire à un organe qui, sur le vivant, a ses parties profondes soustraites à un examen minutieux, l'ophthalmologiste indécis devait se trouver dans l'impuissance de donner à son diagnostic une précision et une rigueur suffisantes pour asseoir son traitement sur des bases certaines et légitimes. Alors, et pour caractériser cette affection si vague, si mal définie, il se voyait obligé d'appeler à son secours les noms d'amblyopie, d'amaurose, mots vides de sens et devenus insignifiants à force d'avoir voulu leur faire signifier trop de choses. Puis, comme regrettant l'incertitude du diagnostic emportée par une telle qualification, il escortait ce nom d'une expression complémentaire tirée d'un état diathésique, symptomatique ou fonctionnel, espèce de satisfaction posthume, si je puis m'exprimer ainsi, donnée aux exigences de son esprit peu satisfait de pareille défaite.

Et ici, pour absoudre d'avance notre travail d'un reproche qui pourrait peut-être lui être adressé, qu'il nous soit permis de dire en peu de mots quels sont les principes qui ont servi de critérium à nos observations. Nous ne sommes pas, qu'on le sache bien, de ces esprits dont parle M. le Profr Lordat (Iconologie médic., p. 268 et suiv.), « qui veulent concevoir les affections morbides comme des altérations anatomiques d'un organe et leurs symptômes comme des effets inséparables et nécessaires de ces altérations » : loin de nous la pensée de vouloir donner à l'anatomie pathologique une importance qui ne saurait lui convenir ; mais qu'il nous soit permis, alors que les symptômes sont équivoques, que les circonstances ne suffisent pas pour les spécifier, qu'il nous soit permis, dis-je, de demander à l'examen approfondi de l'organe affecté l'explication du trouble fonctionnel qu'il nous manifeste, et qu'on ne nous en veuille pas si bien des fois nous trouvons dans la présence et dans la nature de la lésion anatomique, la clef des phénomènes morbides, des aberrations dynamiques dont cet organe est le théâtre.

Ceci posé, revenons à notre sujet.

Un grand pas fut fait dans la connaissance des affections des organes internes le jour où le génie de Laënnec vint doter l'art médical du stéthoscope. « Les travaux des Bouillaud, des Piorry, des Louis, dit M. Caron-du-Villards (Guide prat. pour l'étude des maladies des yeux, t. I, p. 91), ont donné à l'exploration de la poitrine un degré de certitude inconnu à Avenbrugger ; l'investigation manuelle et oculaire des organes génito-urinaires joue maintenant un grand rôle dans leur traitement ; l'exploration méthodique et symptomatologique de l'œil constitue une branche de l'ophthalmologie générale connue sous le nom d'ophthalmoscopie. » Eh bien ! c'est cette ophthalmoscopie étroite et bornée qui vient d'emprunter une vive lumière au perfectionnement de l'ophthalmoscope et à son application plus facile à l'étude des affections profondes de l'œil.

Mon honorable et savant ami, le docteur Anagnostakis, actuellement Professeur d'ophthalmologie à Athènes, mettant à profit les avantages offerts par les ophthalmoscopes allemands, appareils dont un long usage lui avait rendu la pratique familière, a su, tout en évitant les défauts inhérents à la plupart d'entre eux, imaginer un instrument d'un emploi et d'un maniement des plus faciles.

Bien avant lui, sans doute, M. Helmoltz à Kœnisberg, M. Rüete et M. Coccius à Leipsik, M. Jœger fils à Vienne, MM. Follin et Nachet en France, avaient employé chacun à la recherche des affections profondes de l'œil un ophthalmoscope qui leur était particulier; mais la plupart de ces instruments étaient d'un volume trop considérable et tous d'une application trop difficile. M. Anagnostakis le premier, avons-nous dit, a su, tout en conservant à l'instrument les avantages offerts par ceux de ses prédécesseurs, réduire le sien à son expression la plus simple et en rendre l'usage facile au praticien même le moins spécialiste.

Quel était, en effet, le problème à résoudre? éclairer le fond de l'œil à travers la pupille préalablement dilatée, tout en faisant participer l'observateur aux avantages qu'il pouvait retirer de l'exploration de l'œil ainsi éclairé. L'instrument de M. Anagnostakis atteint complètement ce but. « Mon instrument, dit cet auteur (Essai sur l'exploration de la rétine et des milieux de l'œil sur le vi-

Position du Malade et de l'Observateur.

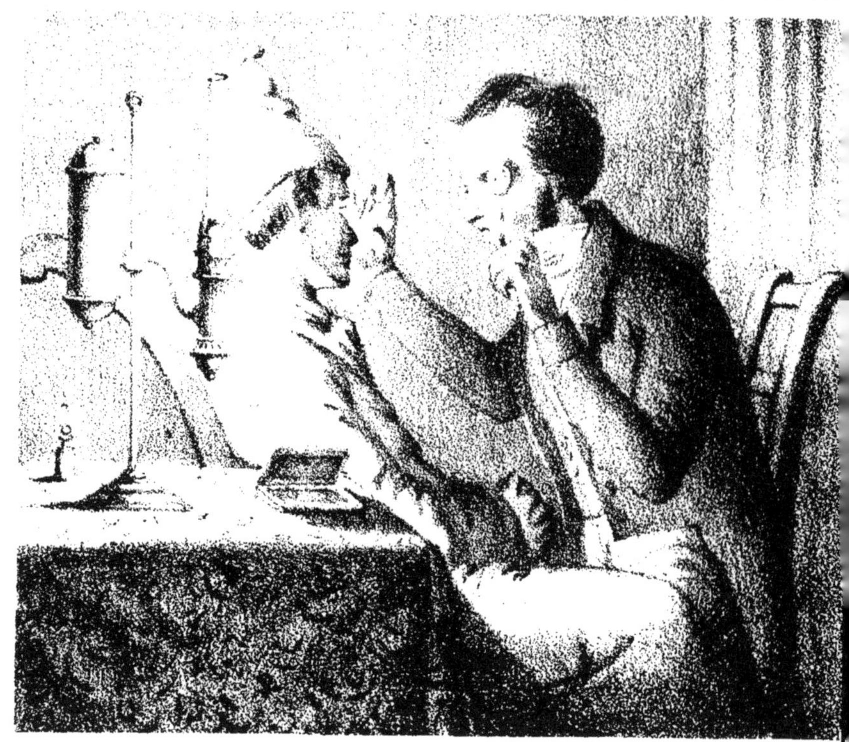

Œil à l'état normal. (amplifié)

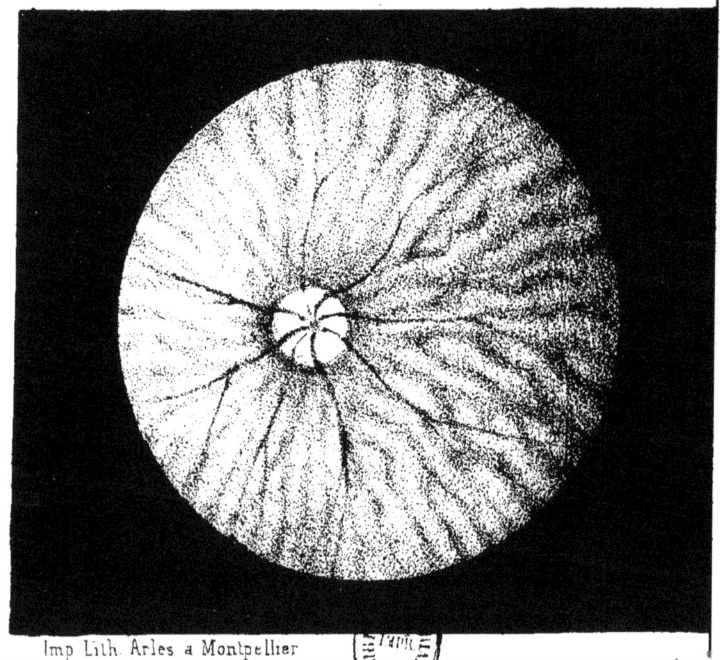

Imp Lith. Arles à Montpellier

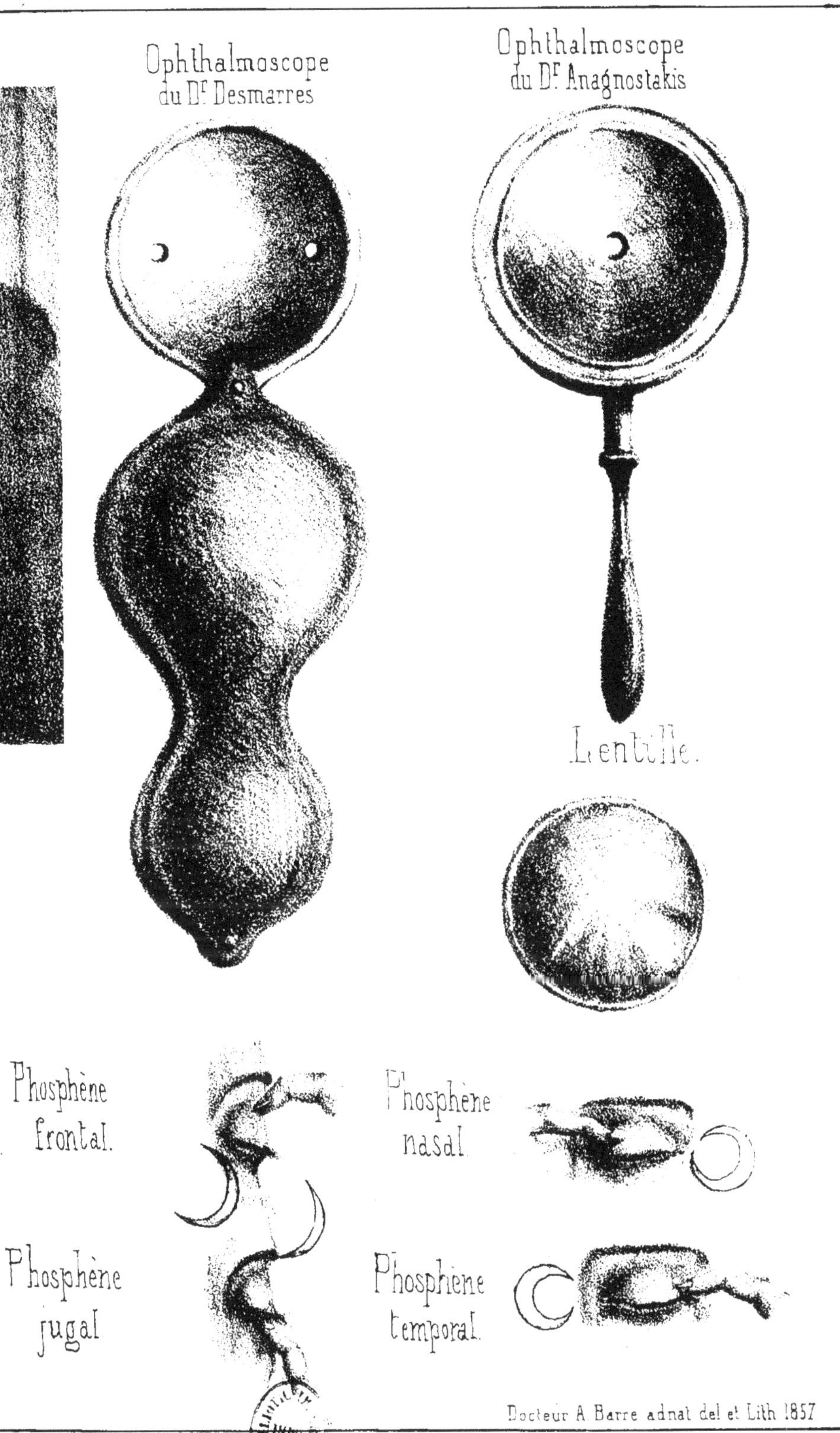
Ophthalmoscope
du Dr. Desmarres
Ophthalmoscope
du Dr. Anagnostakis
Lentille.
Phosphène
frontal.
Phosphène
nasal.
Phosphène
jugal
Phosphène
temporal.
Docteur A Barre adnat del et Lith 1857

vant, à l'aide d'un nouvel ophthalmoscope; par A. Anagnostakis, dr en méd. de la Fac. d'Athènes. Paris, 1854, p. 139), consiste tout simplement en un miroir concave, rond, d'un diamètre de 5 centimètres, d'une distance focale de 4 pouces 1/2, et dont la surface étamée est recouverte par une plaque en cuivre noirci. Le centre de ce miroir est percé d'une ouverture évasée d'un diamètre de 4 millimètres. » Un petit manche en ivoire sert à tenir l'instrument. L'écrin qui le renferme contient aussi une lentille bi-convexe. Il y avait quelque temps que dans mes observations je me servais de cet ophthalmoscope, quand je fus convaincu qu'il y avait une amélioration à introduire dans la construction de l'appareil. En effet, un défaut qui avait sans doute échappé à M. Anagnostakis et qui n'avait pas tardé à me frapper, c'est que l'ouverture centrale dont était percé le miroir avait la fâcheuse propriété de déformer, de briser le reflet lumineux et de projeter par ce fait, dans le fond de l'œil, une lumière vicieuse et trop peu uniforme. Ce fut, je me le rappelle, à Constantinople (Mai 1854) que, prié, par un docteur de cette ville, d'examiner l'œil d'un négociant arménien, atteint, d'après lui, d'amaurose torpide, je fus frappé pour la première fois de ce vice capital inhérent à la construction de l'instrument. Il y avait bien peu à faire pour rendre au cône lumineux la netteté désirable : il s'agissait tout simplement de déplacer l'ouverture du centre pour la transporter sur les côtés. Je me construisis donc grossièrement, avec un miroir plan, un ophthalmoscope de ce nouveau genre, et j'eus le soin de *désétamer* une petite partie du miroir tout près de la circonférence. Le reflet obtenu fut, il est vrai, moins intense et moins brillant, mais il y gagna de beaucoup en netteté et en uniformité.

Il y avait déjà deux ans que, dans mes divers voyages, je me servais de cet ophthalmoscope grossièrement perfectionné à ma façon, quand je lus, dans l'ouvrage de M. Desmarres sur les maladies des yeux, que cet habile ophthalmologiste avait, de son côté, réalisé ce perfectionnement bien mieux exécuté, si je puis m'exprimer ainsi, vu les ressources nombreuses que la Capitale met à la disposition des innovateurs. Quoi qu'il en soit, voici comment s'exprime l'auteur au sujet de ce nouvel ophthalmoscope : « J'ai modifié l'instrument de la manière suivante. Le miroir concave est double ; d'un côté, sa distance focale est de 12 centimètres et de l'autre de 9 seulement. L'ouverture centrale est remplacée par une ouverture plus petite placée pour chaque miroir près de la circonférence, afin de ne pas déformer l'image de la lumière, et l'instrument, beaucoup plus petit, est renfermé avec un verre convexe dans une monture d'écaille qui le rend très-portatif. » (Desmarres. Traité théor. et prat. des mal. des yeux, 2e éd., p. 59.)

M. Desmarres, lisons-nous dans le mémoire de M. L. de La Calle, a abandonné dernièrement cet appareil à cause de son prix trop élevé ; il a remplacé les miroirs en verre par un miroir métallique unique dont la fabrication, beaucoup moins coûteuse, a été confiée à M. Charrière fils, et ne laisse rien à désirer.

Les services que cet instrument a rendus à l'ophthalmologie sont des plus importants. Les cataractes commençantes que l'œil du praticien le plus exercé était inhabile à reconnaître, les épaississements les plus légers du cristallin se décèlent maintenant à la plus simple exploration. L'expérience des trois lumières de Sanson, toujours si difficile à exécuter et surtout à réduire en conclusions pratiques, devient, par ce seul fait, désormais inutile. Là ne se bornent pas tous les avantages que l'on peut retirer de l'emploi de cet appareil : les myopsies, les scotomies, les photopsies, toute cette liste interminable d'altérations visuelles qui chacune ont leur nom plus ou moins barbare, et dont rien ne pouvait donner la raison, trouvent maintenant une explication naturelle dans les phénomènes que l'on surprend au fond de l'organe. Altérations de toute nature de la rétine et du corps vitré, rien n'échappera désormais à l'œil du praticien armé de cet instrument, et pour lui se dévoileront dans leurs diverses phases les travaux pathologiques que l'organe recélait dans ses mystérieuses profondeurs.

A tous les éléments précieux de diagnostic fournis par les observateurs ophthalmoscopiques viennent se joindre, et comme complémentaires l'une de l'autre, comme devant se servir mutuellement de contrôle, les données fournies par le phénomène entopsique que le premier a bien étudié M. Serre d'Alais, et auquel il a conservé le nom de phosphène qui lui avait été donné par M. Savigny. (Arch. gén. de méd.) « Le phosphène, dit ce savant praticien, dans son bel ouvrage sur les phosphènes, se montrant comme un fidèle miroir de la rétine elle-même, devenant la ligne de contact pathologique accusant et localisant ses moindres altérations, donnant, en un mot, l'exacte mesure du mal et fournissant ainsi un élément de diagnostic infaillible là où la science n'avait encore fourni que des signes trompeurs, des conjectures incertaines. »

Voilà donc deux modes d'exploration destinés maintenant à aller toujours de pair, deux procédés d'investigation devant se donner un mutuel appui et se compléter l'un par l'autre; mais pourtant il ne faudrait pas demander à chacun d'eux des données qu'il serait inhabile à nous fournir. Le phosphène, il est vrai, accuse la lésion dynamique d'une partie ou de la totalité de la rétine; mais que peut-il nous apprendre de plus sur l'affection en elle-même?..... Rien, absolument rien. Le phosphène interrogé vous dit bien : moi rétine je suis *dynamiquement* affectée..... je ne puis percevoir *vitalement* en tel ou tel endroit; mais le pourquoi.... pourra-t-il jamais vous le dire? Et c'est ici que l'ophthalmoscope intervient utilement et nécessairement pour combler la lacune laissée par l'application du phosphène toujours stérile pour l'institution d'un traitement approprié. Interrogez l'œil à l'aide de cet instrument, et soyez convaincu que, pour peu que l'emploi vous en soit familier, vous pourrez surprendre au fond de cet organe des scènes pathologiques qui vous dévoileront bien des mystères jusqu'alors inexplicables pour vous. Le travail morbide s'offrira à vos yeux avec tous ses caractères et dans toutes ses phases. Chaque jour, chaque heure, chaque minute vous feront assister à l'évolution de la maladie, et désormais votre traitement pourra s'étayer sur des bases qui ne vous laisseront rien à désirer en indications certaines et positives.

« Là où l'ophthalmoscope ne peut rien, me disait naguère M. Serre d'Alais dans une lettre que ce savant praticien m'a fait l'honneur de m'écrire touchant quelques explications que j'avais sollicitées de sa bienveillante obligeance, lorsque aucune lésion matérielle appréciable n'existe, lorsque l'innervation est troublée sans altération anatomique, lorsque les milieux oculaires sont opaques, l'indication phosphénienne est vraiment merveilleuse. Partout où cet instrument reconnaîtra une souffrance matérielle, la lueur subjective l'induira par la lésion de la fonction visuelle, si celle-ci existe. »

Ainsi au trouble vital dynamique l'application du phosphène, à la lésion matérielle l'application de l'ophthalmoscope. C'est aussi de l'école anatomique que nous est venue la découverte de l'instrument qui nous permet d'apprécier la lésion matérielle ; il appartenait à un des dignes représentants de l'École de Montpellier de trouver ou plutôt de faire le premier une juste application d'un signe tout-à-fait spécial, qui devait se montrer le révélateur des troubles essentiellement vitaux de l'organe malade.

« Je n'ai levé, ajoutait ce savant praticien, qu'un coin du rideau léger qui voile ce monde subjectif aux regards de l'âme, et j'ai cependant aperçu et clairement indiqué l'explication de bien des mystères. Cette voie est celle qui rentre le mieux dans l'esprit de l'École de Montpellier, trop complet, du reste, pour ne pas faire à l'anatomie pathologique vivante la part raisonnable qui lui revient à si juste titre, mais dont il ne faut pas exagérer l'importance. »

Nous allons maintenant nous occuper de l'œil à l'état normal; nous donnerons ensuite des aperçus généraux sur les diverses maladies dont chacune des parties constituantes de cet organe peut être le siége, en tant que ces maladies rentreront dans le cadre des observations ophthalmoscopiques et phosphéniennes. Nous aurions bien voulu placer à la suite de la description de chacune de ces maladies les observations qui s'y rapportent; mais comme il est rare qu'une altération anatomique se présente seule, et qu'en général les lésions matérielles se montrent constamment compliquées d'autres plus ou moins voisines ou plus ou moins éloignées, nous avons gardé pour la fin de notre travail les observations qui doivent lui servir de complément et de preuves.

PHYSIOLOGIE OPHTHALMOSCOPIQUE ET PHOSPHÉNIENNE DE L'OEIL.

Il est, ce nous semble, inutile d'insister sur la nécessité qu'il y a pour le praticien de bien connaître l'œil à l'état normal, s'il veut apprécier convenablement les troubles pathologiques dont les parties profondes de cet organe peuvent être le siége. Nous tâcherons d'être bref dans cette partie de l'exposition de notre sujet.

Il faut opérer dans une chambre obscure, si cela est possible, où dont les fenêtres soient masquées par des rideaux de couleur sombre pour éviter tout reflet sur l'œil. On fait asseoir le sujet sur un siége un peu bas, de manière à ce que l'œil de l'observateur puisse, pour ainsi dire, plonger dans celui du malade. A côté de ce dernier est une table supportant une lampe pouvant glisser sur un support vertical. Celle-ci, placée à gauche et un peu en arrière du sujet, de manière à en laisser la figure dans l'obscurité, doit être fixée à la hauteur de l'œil à observer et à une distance qui varie avec l'intensité de la lumière que l'on veut obtenir. Une bougie peut suffire à la rigueur pour l'expérience. La pupille préalablement dilatée au moyen d'une goutte de sulfate neutre d'atropine (5 centigram. pour 10 gram. d'eau distillée : c'est la formule qu'employait le docteur Anagnostakis dans ses expériences), l'observateur se place en face du malade à examiner et assez près de lui. De l'ophthalmoscope du docteur Anagnostakis ou de celui de M. Desmarres, quel que soit celui que l'on emploie, on le saisit par le manche de manière à ce que la surface miroitante soit tournée vers l'œil à observer dans un état d'obliquité telle que les rayons réfléchis pénètrent dans le fond de l'organe à travers la pupille dilatée. L'observateur a le soin, pendant ce temps-là, de regarder à travers le trou dont est percé l'instrument. S'il juge à propos d'avoir une image amplifiée, de l'autre main il tient une lentille bi-convexe devant l'œil qui est le sujet de son exploration.

La première sensation qu'on perçoit est celle d'une couleur rougeâtre assez uniforme. Peu à peu, et à mesure que l'œil s'accommode à cette exploration, on remarque que cette teinte varie en intensité et qu'elle offre des espèces de bigarrures plus foncées et tranchant sur le fond rouge qui s'étale devant l'œil. La rétine étant une membrane transparente, il s'ensuit que, quand il n'y a pas d'obstacle matériel qui s'y oppose, on aperçoit la choroïde au travers. Ces traînées plus ou moins foncées qui produisent les variations de nuance dont nous venons de parler sont produites par le dépôt des cellules pigmentaires de la choroïde, et, suivant que la portion de rétine qui passe devant l'œil de l'observateur est plus ou moins épaisse, ces teintes prennent des tons plus ou moins foncés.

Dans les divers mouvements qu'exécute l'organe soumis à l'exploration, et surtout quand le malade regarde en haut et en dedans, on aperçoit une partie ronde d'un blanc nacré, légèrement saillante au-dessus de la rétine, à en juger par l'ombre portée que l'on aperçoit sur l'un des côtés de la circonférence, d'après la direction suivie par les rayons lumineux. Au milieu, on y constate une légère dépression ombiliforme : c'est là l'émergence du nerf de l'œil, c'est la papille optique. A peu près du centre, on voit en sortir ordinairement quatre vaisseaux sanguins, deux artères et deux veines; les premières reconnaissables à leur couleur rouge éclatante et à leur ténuité plus grande que celle des veines. Celles-ci sont plus grosses et leur couleur tire beaucoup plus sur le brun. Il arrive souvent que ces vaisseaux se sont dichotomisés avant leur émergence de la papille, ce qui fait alors qu'il peut exister quatre artères et quatre veines qui, partant du centre ombiliforme du nerf, se dirigent vers la circonférence en simulant, à peu de chose près, les rayons d'une roue.

M. Desmarres dit avoir observé les pulsations de la rétine. Ce curieux phénomène ophthalmoscopique indiqué par Helmoltz fut aussi observé par Von Tright. Ce docteur, n'étant encore qu'étudiant à l'Université d'Utrecht, découvrit, dans le laboratoire de F.-C. Donders, au moyen du miroir oculaire, les pulsations de la veine centrale de la rétine. Dans quelques cas, il s'assura aussi que ce phénomène peut être artificiellement produit par la compression de l'œil. Coccius, de son côté aussi, découvrait le pouls veineux et prouvait que cette pulsation dépendait de la diastole de toutes les artères qui pénètrent dans l'œil. En 1854, M. Ed. Jœger de Vienne distinguait : 1° le pouls veineux, 2° le pouls artériel, 3° l'accumulation du sang dans certaines parties du système veineux. A côté des explications données par ces auteurs, Grœfe en publiait aussi une qui lui est particulière. Donders en a cherché lui aussi les conditions et a voulu donner la raison du phénomène. Sans nous appesantir sur des recherches qui constituent un peu le côté spéculatif de la science, je dirai que je n'en ai pas eu jusqu'ici une perception assez nette pour pouvoir affirmer avec certitude : peut-être cela tient-il à mon peu d'habitude dans le maniement de l'ophthalmoscope.

Quoi qu'il en soit, M. Grœfe prétend que l'existence d'une pulsation spontanée dans l'artère centrale de la rétine, ou bien produite par la plus légère compression du doigt, est un des phénomènes que le miroir oculaire permet de reconnaître certainement dans les yeux atteints d'amaurose glaucomateuse. « Dans l'hypérémie rétinienne, dit M. L. de La Calle (De l'ophthalmoscope, p. 44), comme dans l'hypérémie papillaire qui l'accompagne, souvent on développe les pulsations des vaisseaux rétiniens avec une pression modérée du globe oculaire. »

Grœfe attribue la pulsation artérielle pathologique, dans le glaucôme, à un obstacle dans l'artère centrale de la rétine qui empêche le libre accès du sang, de la même manière que peut le faire l'augmentation de la pression intra-oculaire.

L'exploration la plus attentive ne m'a pas permis de voir le *macula lutea* que pourtant beaucoup d'ophthalmologistes ont aperçu. M. de La Calle, chef de clinique du dispensaire ophthalmologique de M. Desmarres, n'a pu l'apercevoir que grâce à M. Moll, l'un des élèves les plus habiles de M. Donders d'Utrecht, qui le lui fit remarquer au moyen de l'ophthalmoscope de son maître. (L. de La Calle. *Op. cit.*)

Quant au *plica transversalis* trouvé sur le cadavre par les anatomistes, l'ophthalmoscope qui fait percevoir les teintes les plus délicates, les ombres les plus déliées, n'a pu le révéler encore, que je sache, à aucun ophthalmologiste. Ne faudrait-il pas, en cette matière, se ranger à l'opinion des anatomistes Rosas et Dalrymple, qui le considérent comme une modification cadavérique produite par l'affaissement des yeux ?

Pour être aussi complet que possible sur tout ce qui a trait à l'éclairage de l'œil dans le but d'arriver à un diagnostic qui ne laisse rien à désirer en précision, nous croyons utile de mentionner ici quelques nouveaux moyens mis en usage en Allemagne.

Nous empruntons les détails qui suivent aux Notices ophthalmologiques de Liebreick, analysées par M. Cornaz. Voici ce que dit cet auteur : « Dans l'examen ophthalmoscopique des changements pathologiques des parties antérieures des milieux réfringents, il est difficile d'obtenir un éclairage intense et un fort grossissement. Les conditions optiques n'étant pas les mêmes que pour le fond de l'œil, on doit observer, non dans l'axe d'un cône lumineux projeté dans l'œil par un miroir concave, mais en tournant le miroir latéralement et en tenant son œil de côté par rapport à celui-ci. Les avantages de cette méthode sont surtout sensibles quand, au lieu du miroir concave, on emploie une loupe convexe du foyer d'un pouce et demi, et qu'on observe l'œil au travers d'une autre loupe très-forte. Ce moyen, recommandé par Helmoltz, n'étant pas encore assez employé, je me permettrai de relever de nouveau tout ce qu'il a de pratique pour le diagnostic. » Et, plus loin : « Disons encore que, plus l'intensité de l'éclairage doit être grande, plus on doit rapprocher la lampe et prendre une forte loupe ; que, plus on veut examiner exactement un point, plus on doit le rapprocher du foyer; l'angle que l'axe des rayons fait alors avec l'axe visuel de l'œil observé doit être d'autant plus grand que nous nous rapprochons plus de la région équatoriale du cristallin, et d'autant plus faible qu'on examine un point le plus rapproché de ses pôles. C'est là une méthode, ajoute-t-il, qui facilite considérablement toutes les observations qu'on peut déjà faire à la lumière du jour, et qui permet de distinguer, avec la plus grande clarté, des détails que l'observation la plus habile ne peut autrement distinguer qu'imparfaitement en y employant la plus grande application. » (Arch. d'ophth., notices ophth. de R. Liebreich, t. I, p. 351 et suiv.)

Chez les personnes dont le pigment n'est pas très-foncé, on peut même examiner le fond de l'œil au moyen de l'éclairage latéral. On engage le malade à regarder fortement en dedans, et l'on tient devant la lampe placée à côté de lui une loupe convexe d'un pouce de foyer, de telle sorte que celui-ci soit dirigé dans le sens de l'équateur de l'œil. Protégeant son propre œil par un écran contre la lumière de la lampe, on voit alors la pupille briller fortement. Si l'on tient une loupe devant la pupille éclairée de cette manière, on obtient sans ophthalmoscope une image renversée du fond de l'œil, qui est naturellement moins nette et moins claire qu'avec le miroir oculaire.

RÉTINOSCOPIE PHOSPHÉNIENNE.

En pressant légèrement et méthodiquement, à travers les paupières mollement fermées, sur un des points du pourtour de l'œil, on fait naître instantanément une image lumineuse : c'est ce phénomène qu'on appelle phosphène.

L'image perçue, ordinairement double, se décompose en deux lueurs : une plus grande placée dans le champ visuel au côté opposé que M. Serre appelle grand phosphène ; une autre moins étendue et plus difficile à percevoir, située un peu en avant du corps compresseur, et qu'il a dénommée petit phosphène. Pour faciliter l'étude de ce phénomène eutopsique, ce savant auteur les circonscrit dans quatre positions cardinales. Il appelle :

Phosphène nasal celui que provoque la pression opérée à l'angle interne, à côté de la racine du nez ;

Phosphène temporal celui qui se reproduit par la compression à l'angle externe de l'œil, à côté de la tempe ;

Phosphène frontal celui qui apparaît sous la pression de la partie supérieure de l'œil, au-dessous du front ;

Phosphène jugal celui qu'on sollicite par la pression de la partie inférieure de l'œil, au-dessus de la joue.

Classés suivant le degré de leur intensité lumineuse, les phosphènes se rangent dans l'ordre suivant : le frontal, le temporal, le nasal, le jugal.

L'image lumineuse affecte la forme de l'organe compresseur. Jadis M. Serre conseillait de se servir de la pulpe du doigt pour opérer la compression ; maintenant il se sert de préférence d'une petite boule en ivoire montée sur une tige mince en bois, telle qu'on en trouve parmi les porte-plumes métalliques, dont on retranche une partie à cause de l'excès de longueur : de cette manière, on pénètre plus profondément dans les parties profondes de la cavité orbitaire.

La réaction de la rétine sur un corps comprimant étant la cause prochaine du phosphène, il s'ensuit comme conséquence que partout où cette sensation lumineuse n'est pas produite, il y a perturbation dans les fonctions rétiniennes, et *vice versâ.* « Si la vision, dit l'auteur, est altérée d'une manière quelconque par la souffrance de la rétine, celle-ci le fait connaître aussitôt par une altération correspondante remarquée dans la forme des images subjectives et par l'absence partielle ou générale de ces mêmes images. » (Serre. *Op. cit.*)

Il s'ensuit que la disparition d'un ou de plusieurs des phosphènes indiquerait l'altération vitale des parties correspondantes de la rétine, et que leur disparition complète annonce une abolition entière dans la faculté visuelle de cette partie de l'œil.

PATHOLOGIE OPHTHALMOSCOPIQUE ET PHOSPHÉNIENNE DE L'OEIL.

Nous nous occuperons successivement des maladies de la cornée, du cristallin, de l'humeur vitrée, de la rétine, du nerf optique et de la choroïde.

LÉSIONS DE LA CORNÉE.

Diagnostic ophthalmoscopique. — Le nombre des lésions de la cornée pour lesquelles le diagnostic ophthalmoscopique soit utile étant très-restreint, pour ne pas dire presque nul, nous glisserons rapidement sur leur étude.

En effet, les taches de la kératite et les ulcérations de la cornée sont, dans la grande majorité des cas, perceptibles à l'œil nu. Ce n'est que rarement, et quand leur ténuité sera des plus grandes, qu'elles pourront échapper à l'examen d'un observateur attentif.

Dans ces cas-là, on pourra avoir recours, non-seulement à l'ophthalmoscope qui en révélera de suite la présence, mais aussi à l'éclairage latéral dont nous avons parlé plus haut : « L'éclairage latéral sera rarement requis, dit M. Liébreich (mém. cit.), pour l'examen de la cornée; toutefois il facilite singulièrement la découverte de légères opacités ou de petites inégalités qu'on peut à peine remarquer de jour. On peut ainsi déterminer avec exactitude le siége d'exsudations ou de vaisseaux situés dans la cornée, et faire avec facilité des observations à de forts grossissements. »

LÉSIONS DU CRISTALLIN.

Diagnostic ophthalmoscopique. — Les altérations du cristallin révélables à l'aide de l'ophthalmoscope portent toutes sur les opacités plus ou moins variables qui peuvent affecter cette lentille. Arrivées à un certain degré de développement, la praticien même le plus inhabile est à même d'en constater la présence; mais il n'en est pas ainsi quand ces altérations sont au début et qu'elles se réduisent à des stries, à des filaments, espèces de rayons très-ténus qui vont de la circonférence au centre, et *vice versâ*, à des opacités centrales si légères qu'elles laissent même percevoir au travers les milieux qui sont situés derrière elles. Jadis, pour toute ressource, le praticien en était réduit à l'expérience des trois lumières imaginée par Purkinge, et personne n'ignore les difficultés inhérentes à ce mode d'exploration. C'est ici que se montre dans toute son étendue et dans toute sa précision la puissance ophthalmoscopique. Pas d'opacité même la plus légère, pas de filament même le plus ténu qui échappent à l'œil du praticien armé de cet instrument : le doute n'est plus permis ; et si la question du traitement n'a pas avancé pour cela, ne sera-ce pas beaucoup que de pouvoir épargner au malade les chances quelquefois désastreuses et toujours fatigantes d'une thérapeutique qui porte à faux et qui ne doit point aboutir?

Il est important, dans la pratique, de ne pas confondre les opacités cristalliniennes avec celles que l'on peut rencontrer dans le corps vitré. L'habitude, avant tout, sera le meilleur maître à cet égard. L'œil, en effet, une fois habitué à l'examen ophthalmoscopique, perçoit parfaitement la sensation de distance, et comprend de suite instinctivement le siége de l'opacité qui se manifeste à lui. Pourtant il est utile de dire que les opacités vitréennes n'ont jamais un siége constant ; suivant les mouvements imprimés à l'organe, elles se déplacent en différents sens, ce qui n'a pas lieu pour les opacités cristalliniennes, qui affectent toujours la même position relative. Quelques jours de pratique ophthalmoscopique vaudront mieux, pour un observateur sérieux, que la description de toutes *ces ficelles* de l'observation oculaire. Du reste, nous reviendrons avec plus de détail sur l'étude des opacités cristalliniennes dans un mémoire sur la cataracte que nous nous proposons de publier prochainement.

Diagnostic phosphénien. — De l'aveu de nos ophthalmologistes modernes les plus distingués (Caron-du-Villards, Lawrence, Desmarres, etc.), l'existence de l'amaurose comme complication de la cataracte est malheureusement très-fréquente; et si l'application du phosphène au diagnostic de la lésion du cristallin devient inutile par le fait de l'observation ophthalmoscopique, comme il peut arriver très-souvent que la rétine soit lésée dynamiquement, il est de toute nécessité de faire marcher de pair ces deux modes d'exploration. Il ne suffit pas, en effet, au chirurgien d'être fixé sur la forme, la grandeur, la position, etc., de l'opacité cristallinienne; il faut qu'il ait une certitude complète sur le degré de vitalité de la rétine, afin de soustraire le malade à une opération dont les conséquences peuvent devenir quelquefois très-fâcheuses, et qui serait tout au moins inutile quand il y a anesthésie complète de cette membrane. « Nous regrettons vivement, pour notre part, dit M. Serre d'Alais (Essai sur les phosphènes, pag. 419), d'avoir opéré trois fois, à la sollicitation pressante des malades, des cataractes douteuses quant à la complication anesthésique de la rétine; si nous avions connu alors toute la portée et l'utilité des anneaux lumineux, nous n'aurions certainement pas condescendu à leurs désirs; certain, comme nous le sommes, qu'il n'y a rien à attendre d'essais opératoires tentés sur des yeux sans phosphènes. »

Ainsi, quand il s'agit d'une cataracte, quelle qu'en puisse être la nature, l'examen ophthalmoscopique ayant donné la connaissance suffisante de la lésion anatomique pour qu'il y ait indication d'opérer, le praticien devra tout d'abord s'assurer, par l'examen rétinoscopique, du degré de vitalité de la rétine, afin de ne pas exposer le malade a subir une opération toujours inutile quand il y a anesthésie complète de cette membrane.

LÉSIONS DU CORPS VITRÉ.

A mesure que nous avançons dans le domaine de l'observation ophthalmoscopique, les lésions pathologiques deviennent et plus nombreuses et plus variées.

C'est, en effet, ce que nous observons pour les altérations dont le corps vitré peut être le siége.

Nous les subdiviserons en trois groupes :

Au premier se rattachent les altérations qui peuvent intéresser l'humeur vitrée en elle-même, ses dégénérescences, ses troubles, etc., états divers que M. Desmarres a réunis sous le nom collectif d'*état jumenteux* de l'humeur vitrée.

Le second comprend les corps étrangers qu'elle peut recéler dans sa substance, les corps flottants, les épanchements, les cysticerques.

Enfin nous formerons un troisième groupe d'une maladie caractérisée par la présence de cristaux de cholestérine dans les chambres de l'œil et dans l'humeur vitrée : c'est le synchisis étincelant.

TROUBLES DE L'HUMEUR VITRÉE.

État jumenteux. — « M. Desmarres, dit M. L. de la Calle (mém. cit.), a donné ce nom véritablement heureux à un trouble plus ou moins considérable de ce milieu dont la transparence se trouve altérée par une quantité plus ou moins considérable de corpuscules microscopiques qui lui donnent l'aspect de l'urine des herbivores. Quand cette affection existe, il est difficile, comme on le pense bien, d'apercevoir les organes placés dans la profondeur de l'œil. On peut cependant distinguer la papille optique comme on voit le soleil dans le ciel à travers un nuage épais. » D'après-lui, ces corpuscules seraient de très-petits flocons albumino-fibrineux dont l'origine remonterait à un état inflammatoire antérieur.

Outre l'existence de cet état jumenteux, pour me servir de l'expression de M. Desmarres, la limpidité de l'humeur vitrée peut être troublée en elle-même. La transparence primitive a disparu pour faire place à une teinte jaunâtre, bourbeuse ou gris sale. Je n'ai pu encore, dans les nombreuses expériences ophthalmoscopiques qu'il m'a été donné de faire, observer de cas de glaucôme; mais nul doute que l'application du miroir oculaire à l'exploration des lésions qui accompagnent cette maladie ne vienne confirmer l'existence de ces troubles de l'humeur vitrée qui, pour la plupart des auteurs, constituent en partie l'essence du glaucôme.

Du reste, M. Coccius, dans ses recherches sur la rétine, parle des obscurcissements du corps vitré qu'il divise en colorés et non colorés, liquides ou solides, fixes ou mobiles. L'obscurcissement du corps vitré qu'on observe ordinairement, d'après lui, paraîtrait verdâtre. Il pense que cet aspect résulte d'un effet de lumière; la matière colorante du sang, qui a une teinte variable du jaune au rouge, étant répandue dans le corps vitré, lui donne, quand il pose sur un fond obscur, cet aspect que l'on fait disparaître en éclairant l'œil au moyen du miroir. La coloration jaunâtre du corps vitré, qui paraît verdâtre quand la lumière pénètre dans l'œil, appartient aux opacités liquides. Cette opacité mérite à peine ce nom dans la plupart des cas, car les images de la rétine se montrent parfaitement à travers cette altération de transparence. Le meilleur moyen de reconnaître *à priori* ces obscurcissements homogènes non colorés, est de diminuer le rapport de réfringence des milieux transparents, par l'usage de verres réfringents jusqu'à ce que les images de la rétine apparaissent avec des contours bien tranchés, et soient fortement éclairées. (Annales d'oculistique, tom. XXXIII, p. 78.)

L'étude des altérations de transparence du corps vitré laisse, comme on le voit, encore beaucoup à désirer. C'est à des observations plus nombreuses faites sur le vivant à compléter ce que cette étude présente encore d'inachevé. Nul doute que l'exploration attentive d'yeux atteints de glaucôme ne vienne faire avancer la question, tout en fournissant des données précieuses pour une maladie dont la connaissance exacte est encore au nombre des *desiderata* de l'ophthalmologie.

CORPS FLOTTANTS OU EN SUSPENSION.

Diagnostic ophthalmoscopique. — En tête du second groupe se trouvent les corps flottants ou tenus en suspension dans l'humeur vitrée. Cette maladie est excessivement commune et complique la plupart des affections oculaires internes dont elle est bien des fois la conséquence ou la terminaison. Elle était connue depuis bien long-temps par les auteurs qui l'avaient appelée tour à tour myopsie, myodesopsie, myodepsie, *visus muscarum*, *visus reticulatus*, scotome, scotomie, etc. Peu éclairés sur la cause qui produisait un tel état de la vision, et n'ayant d'autres renseignements à cet égard que ceux qui leur étaient fournis par les malades, les praticiens étaient arrivés jusqu'à cette époque sans pouvoir préciser la nature de la maladie. Du perfectionnement de l'ophthalmoscope date la connaissance certaine du trouble pathologique; et, loin de constituer désormais des symptômes d'amaurose, on devra leur restituer dans le cadre nosologique la place qui leur revient comme maladie distincte et bien délimitée.

M. Grœfe divise ces opacités, d'après leurs formes, en ponctuées, filiformes, membraneuses et floconneuses ou irrégulières. D'après lui, ces opacités devraient leur développement aux hémorrhagies intra-oculaires. L'existence presque toujours également constante ou la préexistence de stases sanguines ou d'inflammation des membranes internes, surtout de la sclérotico-choroïdite postérieure qu'il fait intervenir dans la plupart des cas, lui permet de supposer *à priori* (tout en tenant compte de l'apparition subite de ces opacités) qu'il a affaire à des exsudations sanguines.

M. Coccius, avons-nous vu plus haut, divise les obscurcissements de l'humeur vitrée en opacités colorées ou non colorées, liquides ou solides, fixes ou mobiles. Ces deux dernières catégories appartiennent à notre groupe des corps flottants. Les obscurcissements fixes se montreraient, d'après lui, sous des formes et des dimensions variables, tantôt comme des grains de poussière (état jumenteux de M. Desmarres), comme des granules, comme des filaments (*visus reticulatus*), tantôt enfin comme des masses volumineuses (scotomies). Dans ceux de la première espèce, le corps vitré paraît d'une teinte sale, comme recouvert de poussière; les masses exsudées, plus étendues, se répètent dans le miroir oculaire avec leur véritable couleur. Les exsudats mobiles ont pour l'auteur une plus haute signification encore que les exsudats fixes ; ils indiqueraient une destruction partielle ou totale du corps vitré. Dans tous ces cas, la vue serait plus ou moins troublée. « Les mouvements des exsudats sont soumis, ajoute-t-il, aux mêmes lois que les liquides contenus dans un vase. Il faut ici tenir compte de la quantité de l'exsudat mobile et de la profondeur à laquelle se passent les mouvements ainsi que de leur étendue, circonstance importante au diagnostic des désorganisations de cette partie. » (Mémoire cité.)

M. Anagnostakis pense que ces corps sont dus à des traces d'anciennes hémorrhagies oculaires. D'après M. Desmarres, ce seraient ou bien des produits fibro-albumineux exsudés à la suite d'un état inflammatoire des membranes internes de l'œil, et qui, s'ils se présentent colorés en noir malgré leur teinte blanche, c'est qu'ils absorbent complètement la lumière : ou bien ce sont des épanchements sanguins plus ou moins divisés par leur agitation dans ce milieu réfringent. — M. Græfe dit avoir observé, dans quelques cas, la complète disparition du sang épanché et le retour du corps vitré à sa transparence normale ; mais, chez la plupart des malades, quand une partie opaque est redevenue jusqu'à un certain point transparente, on voit persister des filaments, des membranes ou des flocons qui, selon le degré de décomposition du corps vitré, éprouvent, lors des mouvements de l'œil, différents déplacements. On comprend facilement, dit il, qu'alors les malades peuvent mieux voir dans certaines positions du globe oculaire. C'est ainsi que les opacités très-compactes, le corps vitré étant dans un état avancé de dissolution, qui gagnent ordinairement les parties les plus déclives, apportent peu de trouble à la vision.

Nous considérerons donc les opacités flottantes du corps vitré sous le rapport de leurs formes, de leurs dimensions, de leur nature et de leur composition.

La forme et la dimension que peuvent affecter ces corps flottants sont si variées qu'elles ne peuvent rentrer évidemment dans une classification. Tantôt ce sont des filaments (*visus reticulatus*) plus ou moins fins, plus ou moins ténus; d'autres fois ce sont des granules, des opacités à formes diverses subissant des modifications journalières, et bondissant dans l'humeur vitrée aux moindres mouvements qu'on fait subir à l'organe malade, et qui, suivant la dimension de l'opacité, font percevoir la sensation de mouches volantes, de scotomes, etc.

Leur coloration varie aussi beaucoup. Et d'abord, ordinairement elles présentent une couleur noire qui n'est que relative, car elle provient de ce que, dans leur passage fugitif au-devant de la rétine éclairée, elles ne peuvent recevoir assez de rayons lumineux pour se présenter avec la coloration qui leur est propre. Ceci a lieu surtout quand on a affaire à des stries, à des filaments, espèces de toiles d'araignées tendues au-devant de la rétine, ou bien quand il s'agit de corps assez ténus. Quand, au contraire, les opacités observées sont assez volumineuses, leur coloration dépend d'abord de leur nature et ensuite de l'époque à laquelle on les examine.

Lorsque les opacités résultent d'une extravasation sanguine récente dans l'humeur vitrée, elles se présentent avec une couleur rouge plus ou moins intense qui communique même cette teinte aux objets que le malade perçoit. M. James Dixon, chirurgien du *Royal London orthopædic hospital*, dans une note publiée dans les Annales d'oculistique (tom. XXXI, 5e liv., pag. 228), cite quatre observations d'épanchement de sang dans la chambre vitrée de l'œil. «Cette hémorrhagie, dit cet auteur, peut survenir sans que le malade éprouve la moindre sensation qui l'en avertisse, et des semaines, des mois peuvent s'écouler avant qu'il s'aperçoive que l'un de ses yeux a perdu la faculté de voir. Le siége de l'hémorrhagie est si éloigné que ce n'est qu'après s'être livré à un examen attentif que le chirurgien peut lui-même reconnaître la nature réelle de cet épanchement et son étendue.» Dans la première observation, il dit avoir remarqué, en concentrant la lumière à la partie inférieure de la chambre vitrée à l'aide d'une lentille convexe d'un pouce de foyer, un caillot de sang derrière la partie inférieure du cristallin. Dans la seconde, il constata que presque toute la partie postérieure de la chambre vitrée était occupée par un caillot d'un rouge brillant dont la plus grande partie était adhérente tandis qu'une portion flottait librement çà et là dans l'humeur vitrée. Dans la troisième, le caillot était couché au fond de l'œil, une partie était adhérente et l'autre flottait dans l'hyaloïde. Dans la quatrième, le caillot était hémisphérique; le sommet qui s'élevait jusqu'à la partie moyenne de la pupille avait une teinte grisâtre, tandis que la face antérieure était d'un rouge prononcé.

A mesure que le caillot se résorbe, sa couleur devient rouge foncé pour passer ensuite par les teintes grisâtre, jaunâtre, quelquefois noire; d'autres fois il arrive que la couleur en est tout-à-fait blanche, ce qui se manifeste quand le caillot devient fibreux. Quand, au contraire, l'opacité provient d'une exsudation fibro-albumineuse, ou bien, ce qui peut être parfaitement supposé, quand elle dépend d'une altération pathologique de l'humeur vitrée elle-même qui s'est épaissie en certains endroits par suite d'une dégénérescence, elle affecte une couleur blanchâtre. Mais il faut une grande habitude de l'observation ophthalmoscopique pour pouvoir saisir les nuances variées que présentent ces opacités. Notons en passant que Liebreich (*op. cit.*) conseille d'user, en pareil cas, de l'éclairage latéral. « Ce mode d'éclairage, dit cet auteur, devra être naturellement très-faible pour l'examen du corps vitré dans lequel on percevra par ce moyen, beaucoup mieux qu'avec l'ophthalmoscope, la couleur réelle et la situation des opacités qu'il contient. »

La dimension des opacités, on le pressent déjà, devra toujours en général être plus grande au début de l'affection que dans la suite. En effet, si c'est à un caillot que l'on a affaire, le travail de résorption devra tendre chaque jour à en diminuer l'étendue au point de le réduire quelquefois à des stries, à des filaments plus ou moins ténus qui voltigeront dans l'humeur vitrée. Les exsudats fibro-albumineux, au contraire, sembleraient, dès le début, devoir être moindres que dans la suite. La marche de la maladie sous l'influence de la cause persistante, favorisant l'accroissement du produit, il semblerait que celui-ci doit, avec le temps, augmenter de dimension. Ces faits, jusqu'ici encore fort peu étudiés, ont besoin, on le comprendra facilement, de recherches anatomiques plus étendues et d'observations ophthalmoscopiques plus considérables que celles qu'il nous a été permis de faire pour recevoir une sanction qui légitime les opinions que nous avons émises.

Quand les corps flottants sont mobiles, ce qui arrive

dans la plupart des cas, et surtout quand ils sont assez volumineux, ils occupent en général la partie inférieure du corps vitré ; ils peuvent y être adhérents ou n'être qu'en suspension. Dans ce dernier cas, comme dans ceux où les opacités sont légères, les mouvements de l'organe leur impriment des mouvements d'ascension et de descente pareils à ceux que subiraient des corpuscules qui se trouveraient dans un liquide en ébullition. Les opacités filiformes peuvent elles aussi être adhérentes ou flotter librement. Du reste, on peut rencontrer dans le même œil des opacités de nature et de formes diverses. M. James Dixson rapporte, dans une des observations que nous avons citées plus haut, qu'une partie du caillot était adhérente au fond de l'organe, tandis que l'autre partie flottait librement dans l'humeur vitrée.

On ne peut rien dire sur la consistance de ces opacités : c'est à des observations nécroscopiques et microscopiques faites avec tout le soin que comporte une pareille étude qu'il appartient d'éclairer la question.

Diagnostic phosphénien. — La perception de mouches volantes, de scotomes, etc., peut quelquefois n'être pas le résultat de la présence des corpuscules dont nous venons de parler, et on pressent que cette sensation doit aussi se manifester quand des portions plus ou moins étendues de la rétine se trouvent anesthésiées. Il est alors utile, quand un examen ophthalmoscopique attentif n'a pu révéler la présence d'aucune altération matérielle, de procéder à l'exploration rétinoscopique de l'organe affecté. Pourtant il importe de savoir qu'il peut y avoir perceptions de scotomes tenant à une lésion de vitalité de la rétine, quoiqu'il n'y ait pas altération appréciable dans le nombre, l'étendue et la coloration des phosphènes.

Comme il s'agit, dans bien des cas, d'une paralysie de cette membrane excessivement circonscrite, le phénomène entopsique peut continuer à se produire quoique la scotomie ou la myodepsie dynamiques remontent à une époque assez éloignée. « C'est ainsi, dit M. Serre d'Alais, en cherchant à donner une explication du phénomène, qu'après avoir fixé ses regards sur un objet éblouissant, on conserve, pendant plusieurs jours de suite, l'image d'une petite ombre dépendante de la stupeur d'une partie de la rétine trop vivement impressionnée sans aucun changement dans la perception des anneaux (*op. cit.*, pag. 375).

MYODEPSIE PHYSIOLOGIQUE.

Désireux de donner aux éléments de diagnostic dont nous venons de tracer l'historique toute la certitude et toute la rigueur que le praticien peut en retirer, nous croyons utile de dire quelques mots de la myodepsie physiologique, que l'on pourrait, à un examen superficiel, confondre avec la myodepsie pathologique.

Muller (Manuel de physiologie, t. II, p. 381) parle de figures filiformes et contournées dans lesquelles semblent être contenues des séries de globules qui se trouvent dans l'intérieur de l'œil et qui projettent une ombre sur la rétine. Ces figures seraient mobiles leurs parties ne conservant pas la même situation à l'égard les unes des autres, et elles-mêmes changeant de place dans le champ visuel. Elles y existeraient en grand nombre chez certains individus, et, quand on les fait monter au moyen d'un mouvement énergique de l'œil, elles redescendraient peu à peu. « Quelques écrivains, ajoute cet auteur, les désignent sous le nom impropre de *mouches volantes*, et les confondent à tort avec certains phénomènes subjectifs de vision qui accompagnent la formation de la cataracte; car elles sont fort innocentes et n'influent en rien sur la bonté de la vue. »

Le docteur Aug[te] Burckhardt (Rapp. IV de la Société des sciences naturelles de Bâle, p. 24-28, séance du 13 Décembre 1838) distingue trois catégories de mouches volantes physiologiques.

1° *Vision de flocons* (flokensehen), consistant en points plus ou moins clairs, lignes serpentaires simples ou parallèles, cercles concentriques noirs à bords clairs, ou des chapelets formés de petits anneaux noirs à point central sombre qui ont toujours un mouvement de *haut en bas* et disparaissent momentanément quand on bouge les paupières : ce seraient des corpuscules situés sur la cornée.

2° *Danse d'une troupe de moucherons* (tanzender mückenschwarm). Vision d'une foule de corpuscules blancs, transparents, arrondis, sillonnant en tout sens le champ visuel. Quand ils se meuvent très-vite, ils paraissent souvent noirâtres ou prennent la forme de petits tuyaux ou canaux. L'auteur prétend que la cause du phénomène est dans l'intérieur de l'œil, et, pour lui, l'hypothèse la plus vraisemblable, c'est qu'ils sont produits par le sang qui circule dans la partie vasculaire de la rétine.

3° *Taches noires immobiles*. Plus volumineuses, arrondies, se voient ordinairement en dehors de l'axe visuel; elles persistent même quand on ferme les paupières et quand la lumière est très-vive. La plupart des personnes n'en ont point; plusieurs ont un ou plusieurs de ces scotomes qui sont probablement dus à des varicosités ou à d'autres obscurcissements situés immédiatement au-devant de la rétine sur laquelle ils font l'effet d'un écran qui intercepte la lumière. Comme ils existent sans affection de la rétine, ils doivent aussi être regardés comme un simple phénomène physiologique.

Plus tard (11 Mars 1846), le même médecin fit une communication à peu près identique à la même Société, au sujet de la perception visuelle de petits objets situés dans l'intérieur de nos yeux, dans laquelle il dit que, dans certains cas, un œil malade peut percevoir de lui-même ces petits corpuscules *que nous avons tous à l'état normal* : ce qui n'est point une raison pour confondre ces cas, comme on le fait souvent, avec des mouches volantes pathologiques, puisque les objets que l'on voit existent toujours dans l'organe visuel.

Le Professeur W. Mackensie a fait connaître l'utilité de la loupe pour l'étude des mouches volantes; le docteur Appia, dans le Recueil des travaux de la Société médicale de Genève, à propos de l'œil vu par lui-même, entre dans des détails à peu près identiques à ceux que nous venons de donner à l'égard des mouches volantes physiologiques; aussi ne nous étendrons-nous pas plus longtemps sur ce sujet.

L'observateur suffisamment prévenu saura réserver son diagnostic si les phénomènes entopsiques et ophthalmoscopiques surtout ne viennent appuyer de leur certitude les données subjectives que lui fournira l'examen du malade.

ÉPANCHEMENTS SANGUINS.

Il nous reste bien peu de chose à dire sur ce sujet implicitement traité dans le chapitre précédent.

Diagnostic ophthalmoscopique. — Ces épanchements, avons-nous vu plus haut, se trahissent au malade par la sensation qu'ils lui donnent d'un nuage, d'une boule ou d'un corps plus ou moins volumineux affectant la coloration rougeâtre. L'ophthalmoscope décèle parfaitement ces épanchements et en montre l'étendue, la forme et la disposition. Ils proviennent en général de la rupture d'un ou de plusieurs vaisseaux de la rétine, ou d'une exsudation sanguine de ces mêmes vaisseaux, ou bien encore d'une apoplexie sous-rétinienne. Dans ces derniers cas, l'épanchement se porte du côté où la rétine lui oppose le moins de résistance, perce cette membrane et se répand dans l'humeur vitrée. Le produit, dans tous ces cas, est le même : c'est un caillot sanguin de dimensions plus ou moins variables, et qui devra subir différentes transformations ou disparaître si le travail de résorption est assez actif.

On pourrait confondre les épanchements du corps vitré avec ceux qui sont situés entre la rétine et la choroïde ; mais quand nous parlerons de ces derniers, nous verrons quels sont les symptômes subjectifs qui leur sont particuliers, et nous indiquerons alors de quelle manière on doit éviter cette cause d'erreur.

CYSTICERQUES.

Bien long-temps avant l'application de l'ophthalmoscope au diagnostic des altérations profondes de l'œil, les praticiens avaient constaté la présence d'entozoaires dans l'humeur vitrée et même entre la choroïde et la rétine. Le *cystercus cellulosæ* avait été rencontré dans les chambres de l'œil, et l'*echinococcus oculi humani* entre la choroïde et la rétine. Le docteur Gescheidt avait trouvé ce dernier entozoaire entre la choroïde et la rétine d'un jeune homme aveugle de naissance et mort phthisique à 24 ans. Portal avait aussi découvert des hydatides dans le même endroit. Il appartenait à un instrument qui nous a rendu accessibles les travaux pathologiques dont l'œil est le siége de nous révéler la présence de parasites dans l'humeur vitrée et sur le vivant.

Nous devrons emprunter aux auteurs allemands tout ce que la science possède jusqu'à ce jour de renseignements précis à cet égard.

Le docteur Grœfe fait l'historique de ces entozoaires sous le nom générique de cysticerques de la rétine; nous croyons qu'ils peuvent être décrits aussi bien comme appartenant à l'humeur vitrée, car il résulte des observations publiées dans les Archives ophthalmologiques de MM. Grœfe, Donders et Arlt, auxquelles nous empruntons les éléments de cette partie de notre travail, que si, dans certains cas, ces parasites adhéraient à la rétine par un ou plusieurs de leurs points, ils n'en flottaient pas moins dans l'humeur vitrée par une de leurs extrémités.

Voici, du reste, les signes ophthalmoscopiques que l'on perçoit ordinairement : on découvre dans l'œil une tumeur plus ou moins sphérique, offrant des différences tranchées avec les opacités qui peuvent siéger dans l'hyaloïde. La couleur de cette tumeur est d'un blanc bleuâtre ou verdâtre, quelquefois gris. De deux choses l'une : ou la tumeur est en avant de la rétine, et il est évident qu'alors elle devra masquer la portion de membrane qui est située derrière elle, ainsi que les vaisseaux qui se ramifient à sa surface; ou bien elle est située entre la choroïde et la rétine, et alors les vaisseaux y suivent leur cours ordinaire; seulement, au contour qu'ils décrivent, il est aisé de juger qu'ils passent au-dessus d'une tumeur sphéroïdale. Ceci a lieu quand l'organe et que l'ophthalmozoaire sont tous les deux à l'état de repos. Dans le cas contraire, le volume, la position et la forme de la tumeur se modifient singulièrement, et peuvent varier suivant la disposition qu'elle affecte et la place qu'elle occupe. Généralement la tumeur se compose d'une enveloppe sphéroïdale qui sert d'enveloppe à l'entozoaire et au travers de laquelle on peut constater la présence du cysticerque qui se manifeste à l'œil de l'explorateur par la forme et les mouvements caractéristiques qui lui sont particuliers.

M. de Grœfe donne une certaine valeur à la présence des membranes qui viennent flotter dans l'humeur vitrée et empêcher même quelquefois l'examen du fond de l'œil. Ces membranes sont très-étendues, ce qui les distingue des corps qui peuvent flotter dans ce milieu. Leur présence, dit M. de Grœfe, est si constante, que, toutes les fois qu'il les observe, il soupçonne la présence d'un de ces entozoaires.

Nous renvoyons à la fin de notre travail quelques observations de cysticerques de l'humeur vitrée que nous emprunterons aux Archives ophthalmologiques de MM. Grœfe, Donders et Arlt, et aux travaux de M. Liebreich.

SYNCHISIS ÉTINCELANT.

Nous allons étudier maintenant une altération des plus curieuses et qui peut avoir pour siége les deux chambres de l'œil. Cette maladie consiste dans une quantité innombrable de paillettes brillantes de cholestérine qui se meuvent en tout sens dans les milieux renfermés dans les chambres oculaires, et avec une vitesse plus ou moins grande suivant l'intensité des mouvements imprimés à l'organe.

Constatée bien long-temps avant la découverte de l'ophthalmoscope et son application à la pathologie oculaire, cette maladie avait reçu une foule de dénominations plus ou moins spéciales : c'est ainsi qu'elle a tour à tour été appelée : *scintillatio pupillæ*, *scintillatio oculi*, *spintheroma*, spinthéropie, *cholesteritis*, synchisis étincelant (Desmarres). M. Sichel, qui la désignait sous le nom de spinthéropie, distingue une spinthéropie vraie, parfaite ou mobile, et une pseudo-spinthéropie ou spinthéropie imparfaite ou fixe. M. Chassaignac, dans une observation de cette maladie, communiquée à la Société de chirurgie de Paris, est d'avis que l'on peut, d'après le progrès rapide des études faites sur sa nature, la désigner sous le nom de cholestérie du globe oculaire. « Nous la subdiviserons, dit ce savant praticien (Gaz. des Hôpitaux, 24 Juin 1851), en cholestérie libre et en cholestérie adhérente, suivant que les paillettes scintillantes sont dénuées de toute consistance et qu'elles jouissent d'une mobilité absolue, ou suivant qu'elles ont un *retinaculum*, une adhérence plus ou moins forte à tel ou tel des éléments du globe oculaire.

» Nous rejetons la division fondée sur le caractère de mobilité ou d'immobilité des paillettes, par cette raison que la mobilité de ces corpuscules peut exister dans deux conditions très-différentes, puisqu'il en est qui sont mobiles d'une manière absolue et dépourvues de toute adhérence, tandis qu'il en est d'autres qui, tout en ayant des adhérences lâches, il est vrai, sont mobiles aussi. Or, la circonstance anatomique consistant dans l'existence ou la non existence de l'adhérence de ces corps nous paraît plus importante en matière de classification que la circonstance de leur immobilité. »

Sans nous arrêter à des théories qui sont du domaine d'un travail beaucoup plus étendu que ne le comportent les limites que nous avons dû assigner au nôtre, qu'il suffise de savoir, comme on a pu l'induire d'après la citation que nous venons de faire, que cette production de paillettes brillantes peut avoir lieu dans les deux chambres de l'œil.

Diagnostic à l'œil nu et à l'aide de l'ophthalmoscope. — Les caractères qu'affecte cette altération particulière de l'œil peuvent varier à l'infini. Nous ne croyons pas pouvoir en donner une meilleure description qu'en empruntant à M. Sichel le récit d'une observation de spinthéropie antéro-postérieure, d'abord en apparence antérieure. Le fait a lieu chez un ecclésiastique de 18 ans, atteint d'amaurose complète des deux yeux, manifestée par la dilatation et l'immobilité des deux pupilles et l'abolition complète de la vision. Il ne perçoit même plus la lumière. « Presqu'au fond de la chambre antérieure, au-devant de l'iris et attachée à cette membrane, on voit une bande jaune dorée immobile, d'un éclat métallique et de la forme d'un petit croissant irrégulier, haut d'un millimètre et demi, et large de 4 millimètres environ. Cette bande luisante, qui ne descend pas tout-à-fait jusqu'au fond de la chambre antérieure, est composée de nombreuses paillettes brillantes concrétées. Autour d'elle on voit un grand nombre de ces mêmes paillettes brillantes.

d'environ un cinquième de millimètre de diamètre, disposées sur la face antérieure de l'iris et sur la face postérieure de la cornée où elles adhèrent. Un petit nombre de ces corpuscules sont encore mobiles dans la chambre antérieure. Toutes les paillettes présentent, pendant les mouvements du globe, le phénomène de la scintillation, mais d'une manière moins prononcée que dans les cas où la majorité des corpuscules luisants sont mobiles.

» Produites par l'ophthalmie interne, les particules cholestériniques se sont sans doute développées dans le fond de l'œil, et ont passé dans la chambre antérieure où elles se sont fixées. Il s'agit donc ici d'une spinthéropie antérieure parfaite, mobile ou libre, consécutive à une spinthéropie postérieure qui a passé inaperçue. »

M. Sichel dit ensuite que les phénomènes de la spinthéropie ne présentèrent aucune modification jusqu'au 4 Août (le malade avait été examiné le 21 Juillet 1851).

« Alors, ajoute-t-il, après n'avoir point vu le malade pendant cinq jours environ, je trouvai le mouvement des paillettes et leur scintillation beaucoup plus vifs, et je reconnus qu'il y en avait aussi un très-grand nombre dans la chambre postérieure où elles flottaient continuellement, s'élevaient, s'éparpillaient, se réunissaient de nouveau pour se plonger derrière la pupille, puis s'élançaient encore en haut en s'écartant brusquement les unes des autres ; enfin qu'elles produisaient ces différentes évolutions et ces scintillations variées que j'ai comparées autrefois à une petite gerbe de feu ou au bouquet d'un feu d'artifice, et finalement qu'elles passaient de la chambre postérieure dans la chambre antérieure, où tantôt elles se déposaient et tantôt s'éparpillaient et flottaient de nouveau en produisant les mêmes étincellements. »

On conçoit maintenant que l'ophthalmoscope appliqué au diagnostic des synchisis étincelants postérieurs soit alors d'une efficacité réelle. En effet, combien de fois des altérations de cette nature ont dû échapper à l'œil du praticien inhabile à explorer les profondeurs de l'œil! Mais dès que l'ophthalmoscope de son cône lumineux vient éclairer la scène pathologique, on ne peut s'imaginer tout ce que ce spectacle de scintillement et de fulguration offre de magique et de saisissant. Ce sont les mille et une gerbes du bouquet d'un feu d'artifice qui se déroulent devant l'œil de l'observateur, affectant des formes, des traînées, des éclairs plus ou moins rapides et plus ou moins brillants. « Et si, avec le synchisis étincelant, il y a coïncidence de corps flottants dans l'humeur vitrée, cette double altération présente à l'ophthalmoscope un spectacle des plus beaux, surtout quand il existe de ces larges corpuscules qui ressemblent à des toiles d'araignées. Celles-ci apparaissent alors comme saupoudrées d'une poussière lumineuse qui affecte souvent toutes les couleurs, et qui produit un effet très-élégant. » (L. de La Calle, mém. cité, p. 42.)

Il existe dans la science plusieurs opinions sur l'origine et le mode de production de ces paillettes étincelantes. On a voulu d'abord (Desmarres) que cela tînt au flottement des cellules du corps vitré ramolli, et à la réfraction de la lumière qui en serait la suite. M. Sichel a reconnu que ce phénomène lumineux était dû à la présence de paillettes brillantes (paillettes métalliques d'une teinte dorée); les observations microscopiques de M. Stout l'ont porté à les regarder comme des corpuscules cristallins;

M. Bouisson lui aussi les considère comme de la cholestérine. Il ne reste donc plus dans la science le moindre doute sur la nature de ces corpuscules. Quant à leur siége et à leur mode de production, il existe encore plusieurs points en litige : les uns veulent que ce développement ait lieu dans le cristallin, les autres dans l'humeur aqueuse, d'autres dans l'humeur vitrée; d'autres enfin prétendent qu'ils résulteraient d'une exsudation de la choroïde altérée, etc.

Nous terminerons ici ces courtes données sans nous appesantir davantage sur ces questions de siége et de production au sujet d'une maladie qui jusqu'à présent a plus attiré l'attention par son côté pittoresque et nominal que par son côté pratique.

LÉSIONS DE LA RÉTINE.

Nous arrivons maintenant à une étude aussi neuve qu'originale : je veux parler de l'étude des lésions physiques et dynamiques dont est susceptible la membrane sensorielle qui tapisse le fond de la cavité oculaire. Il n'a pas moins fallu que les données positives et nombreuses fournies par l'examen ophthalmoscopique et phosphénien pour commencer à débrouiller cet antique chaos dans lequel, sous les noms vagues d'ambliopie et d'amaurose, venaient se confondre une foule de maladies spéciales et distinctes, de nature, d'origine et de causalité différentes, et qui n'avaient réellement de commun entre elles qu'un de leurs symptômes, le plus triste et le plus réel il est vrai, celui d'une abolition plus ou moins complète de l'acte de la vision sans trouble apparent dans l'organe affecté.

Depuis bien long-temps soupçonnées, la plupart inconnues jusques à aujourd'hui, toutes ces maladies viennent de recevoir leur consécration pathologique de l'application raisonnée et collective de ces deux modes d'exploration à un diagnostic jadis si difficile et si obscur. Et quand à cette étude nous aurons joint ce que l'on sait de plus nouveau sur les lésions qui peuvent affecter la papille du nerf optique, la choroïde et la sclérotique postérieure, le praticien possédera des éléments sérieux pour asseoir un diagnostic véritablement digne de ce nom. Alors, intervenant à temps et à propos, sa thérapeutique pourra se modifier avec les phases diverses de la maladie si les renseignements fournis par un examen ophthalmoscopique et rétinoscopique sérieux lui commandent d'agir; et, dans le cas contraire, il pourra, en toute sûreté d'esprit, supprimer un traitement dont le moindre défaut serait d'être inutile et de ne point aboutir.

La rétine, relativement à ses parties constituantes, peut être affectée d'une foule de manières. On y constate l'hypérémie, l'apoplexie, les hémorrhagies et toutes les conséquences qu'elles entraînent à leur suite, comme taches, exsudats plastiques, caillots organisés, etc.; l'anémie, l'œdème, l'hydropisie et les décollements divers dont cette membrane est le siége, quelle que soit la cause qui les produise. On y constate aussi la présence de cysticerques situés entre la choroïde et cette membrane; mais nous ne reviendrons pas sur ce sujet auquel nous avons donné tous les développements qu'il comportait à l'article cysticerques du corps vitré.

HYPÉRÉMIE, APOPLEXIE, HÉMORRHAGIE RÉTINIENNES.

L'hypérémie, l'apoplexie et l'hémorrhagie rétiniennes sont trois phases d'un même travail pathologique qui prend l'une ou l'autre de ces dénominations, suivant la période à laquelle on constate l'altération matérielle.

Diagnostic ophthalmoscopique. — L'hypérémie se caractérise par une injection considérable des vaisseaux de cette membrane; dans l'apoplexie, les vaisseaux, au contraire, sont souvent très-fins, très-déliés et comme exsangues; les veines sont fortement altérées; leur parcours est sinueux, et elles présentent des renflements quelquefois rompus et recouverts de caillots de sang; dans l'hémorrhagie, la rétine peut complètement disparaître dans la couche de sang épanché.

L'épanchement peut varier en étendue et en intensité : quelquefois on aperçoit des îlots tranchant par leur couleur claire sur les parties qui sont le siége de l'hémorrhagie. Du reste, on conçoit que chacun de ces états peut varier à l'infini. Les observations clairement détaillées en apprendront plus à ce sujet que des descriptions toujours incomplètes, dans lesquelles on ne peut éviter des redites souvent fastidieuses, tant les formes affectées par ces modalités pathologiques de la rétine comportent de variétés.

La sclérotico-choroïdite postérieure, d'après M. Grœfe, serait la cause principale de ces hémorrhagies. Par suite de l'inflammation chronique de la choroïde, la sclérotique, distendue dans l'endroit correspondant au pôle postérieur du globe, et partant amincie, laisserait apercevoir, à travers la choroïde atrophiée à cet endroit, un point blanchâtre très-éclairé, indiqué par l'aspect que prennent la région entourant la papille optique et surtout les parties situées un peu en dehors où elle apparaît comme une plaque blanche. La choroïde serait donc la source de cette hémorrhagie : c'est là un fait auquel les lésions observées sur cette membrane sont venues prêter leur appui. Grœfe prétend, en outre, que, dans certains cas, il y aurait eu possibilité de reconnaître l'endroit d'où venait le sang et le point où la perforation a eu lieu. Nous avons, pour notre part, observé aussi très-souvent de ces hémorrhagies consécutives à des coups, à des contusions même légères dont l'œil avait été l'objet. Les malades accusent en général, dans ces cas, une perte de la vision plus ou moins complète ; il y a souvent perception confuse des objets et comme à travers un voile rouge; d'autres prétendent voir une boule, un nuage toujours plus ou moins rouge qui, tout en leur masquant une plus ou moins grande partie des objets, leur fait revêtir cette coloration.

Les hémorrhagies rétiniennes méconnues, et partant mal traitées, peuvent amener à leur suite une foule d'altérations très-variées.

Si l'hémorrhagie est générale et embrasse toute la surface de la rétine, elle peut quelquefois se résorber en totalité à la suite d'un temps plus ou moins long D'autres fois il y a persistance, en certains endroits, de quelques caillots qui s'organisent à la longue et passent par une série de colorations de nature à éclairer le praticien sur l'époque de la lésion. D'autres fois, enfin, le *plasma* entier de l'hémorrhagie s'organise sans être résorbé, et affecte, lui aussi, toutes les transitions de nuance qui ont affecté les petits caillots dont nous venons de parler.

De l'existence de l'un ou de plusieurs de ces états résulte la présence, sur la rétine, de taches de dimensions et de colorations diverses, d'exsudats plastiques, de caillots à différents degrés d'organisation et plus ou moins étendus, privant une partie ou la totalité de la rétine de sa propriété sensorielle. Le malade éprouve alors la sensation de ces phénomènes de vision objective rangés bien à tort jusques à aujourd'hui dans les symptômes de l'amblyopie et de l'amaurose. Il y a perception de mouches volantes (*visus muscarum*, myodepsie), d'ombres, de taches noires (scotomie, *visus nebulosus*), obstacles matériels qui lui cachent une partie des objets (*visus interruptus*) ou qui ne lui en laissent voir qu'une moitié, supérieure ou inférieure, interne ou externe (*visus dimidiatus*, hémiopie), etc., etc. Ces lésions de la rétine, d'abord matérielles, et qui ne s'opposent à l'accomplissement normal de l'acte de la vision que par l'obstacle mécanique qu'elles offrent à la perception exacte et complète des images, peuvent et deviennent hélas trop souvent, à la longue, dynamiques, vitales, par suite de la privation d'exercice qui atteint la rétine. On concevra donc sans peine combien un diagnostic rapide et précis est important si l'on veut assurer aux malades le bénéfice d'un traitement qui peut reposer sur des indications dont la rigueur ne laisse en rien à désirer.

D'après Coccius (Rech. sur la rétine), les opacités de la rétine, sous le rapport de leur coloration, paraissent noires, d'un brun rougeâtre, blanches, d'un gris blanchâtre, ou jaunâtres. Quant à la forme, elles sont ou ponctuées, ou floconneuses, ou diffuses.

Les opacités brunâtres, ponctuées ou tachetées, se présentent fréquemment. On les voit principalement à la partie superficielle de la rétine, et elles recouvrent alors tout ou partie de la surface de cette membrane. On les rencontre aux endroits où existent encore quelques traces visibles des capillaires de la rétine, et même à ceux où l'on n'en rencontre plus. Elles ne sont pas placées sous la rétine, mais dans son tissu même. Coccius a cru devoir les réunir sous le nom d'*opacités pigmentaires* : elles sont en partie suite d'apoplexies capillaires, en partie d'exsudation de la matière colorante.

Les obscurcissements que cet auteur appelle blancs sont, d'après lui, tantôt partiels, tantôt généraux : ces derniers seraient les plus rares.

Quant aux obscurcissements diffus qui siégent dans les parties centrales de la rétine et autour des nerfs optiques, ils y sont ordinairement plus prononcés que quand ils se trouvent à la périphérie de cette membrane, excepté chez les sujets atteints de rétinite avec ou sans exsudation de pigment. Il est important, pour ne pas errer dans le diagnostic, de tenir compte de l'espèce de fumée qui appartient au trouble de la couleur de la choroïde; aussi faut-il être très-réservé dans ces cas, parce qu'il est très-facile de confondre ces parties rouges et qui ne sont pas le siége d'exsudations, avec les opacités rosées de la rétine, par la raison que celle-ci prend, quand elle est fortement éclairée, une coloration propre plus prononcée, et que le reflet rougeâtre de la choroïde est, dans certains yeux, très-semblable aux parties de la rétine qui sont d'une vive couleur foncée.

Dans la détermination du siége des exsudats dans le tissu ou sous le tissu de la rétine, il est important, pour le praticien, de savoir que les exsudats partiels se rencontrent de préférence dans les environs de l'insertion des nerfs optiques; leur couleur blanche a quelque chose qui contraste avec le trouble de la rétine; l'éclat en est très-vif, il a même l'éclat brillant du tissu tendineux.

Les milieux réfringents produisent encore des opacités de projection sur lesquelles il est bon d'appeler l'attention. Ces opacités affectent la forme de taches nuageuses de la rétine à la suite de certaines modifications de ces milieux réfringents. Il faut se mettre en garde contre ces opacités apparentes dans les cataractes au début et les altérations de la cornée (facettes avec ou sans opacité notable).

Diagnostic phosphénien.—Pour achever de donner au diagnostic, à l'aide du miroir oculaire, une rigueur que la constatation seule de la lésion matérielle est inhabile à lui fournir, il importe au praticien de faire marcher de pair l'exploration ophthalmoscopique et l'exploration phosphénienne.

Toujours et quand l'altération anatomique datait déjà de quelque temps, nous avons vu les parties anesthésiées de la membrane répondre d'une manière négative aux interrogations que le toucher adressait à la vitalité de la rétine. Au début, et nous n'avons pu le constater qu'une fois (à l'époque où la plupart de nos observations ont été recueillies, les données entopsiques ne nous étant que vaguement connues, nous ne pouvions faire marcher de pair ces deux modes d'exploration, de sorte que, dans bien des circonstances où nous aurions pu recueillir des données positives, notre ignorance à cet égard ne nous a pas permis de rien constater), au début, dis-je, la sensibilité rétinienne paraissait être conservée; mais bientôt l'anesthésie ne tardait pas à marcher de pair avec les altérations matérielles, et alors il y avait amaurose dans la véritable acception du mot, amaurose ayant son point de départ dans la lésion matérielle qui affectait la membrane sensorielle. M. Serre d'Alais (*Op. cit.*) mentionne un fait des plus curieux et qui n'a pas peu contribué à exalter toute sa confiance dans le positivisme de la diagnose phosphénienne. Chez un jeune homme qui vint demander ses conseils pour une irritation oculaire, le phosphène fit défaut, quoique le sujet vît très-distinctement. « Le lendemain, dit ce savant praticien, le retour de ce jeune homme dans notre cabinet, conduit par un camarade qui le guidait en le tenant par la main, nous causa une bien vive émotion. En quelques heures, la vue s'était éteinte dans l'œil droit et extraordinairement affaiblie dans le gauche; les pupilles s'étaient agrandies et avaient perdu leur impressionnabilité : quel changement en un jour! » Ainsi le phosphène fait non-seulement connaître l'état actuel de la rétine, le siége et l'étendue de la partie paralysée et accessible au toucher, mais aussi la prochaine invasion des points plus profondément situés par lesquels la vue pouvait encore fonctionner. « Quant aux exceptions que le praticien pourra rencontrer, nous avons l'espérance, ajoute M. Serre, que, mieux observées par lui et dans les conditions voulues, elles concourront à la confirmation de la loi que l'*état de la rétine est fidèlement traduit par celui du phosphène.* » Nous avons commencé, du reste, à l'hôpital St-Éloi, une série d'explorations à cet égard sur des malades traités pour des amauroses ou des amblyopies de natures diverses. Nous nous réservons de revenir, dans un travail ultérieur et basé sur un plus grand nombre de faits, sur les données primesautières, si je puis m'exprimer ainsi, que j'apporte comme éléments de diagnostic, et d'en tirer des conclusions étayées sur les expériences au moyen desquelles il m'est donné d'agrandir tous les jours le champ de mon expérience rétinoscopique et phosphénienne.

ANÉMIE DE LA RÉTINE.

Nous ne dirons que fort peu de chose de l'anémie de la rétine. Coccius lui donne le nom d'*obscurcissement blanc*, deux mots qui semblent se contredire parce que l'un porte sur la sensation perçue par le malade, et l'autre sur celle qui se manifeste à l'œil de l'explorateur. L'anémie de la rétine, comme son nom l'indique, consiste dans un défaut plus ou moins considérable du sang qui vitalise cette membrane.

Diagnostic ophthalmoscopique. — L'altération peut être générale ou partielle. Suivant l'un ou l'autre de ces cas, la membrane est plus ou moins décolorée, la teinte qu'elle manifeste est plus ou moins blanchâtre, et ce défaut de coloration est en rapport avec le degré d'anémie qui l'affecte.

La vue offre un trouble variable ; et comme cette lésion a été encore peu rencontrée de fois, on ne peut inférer rien de bien précis quant aux désordres qu'elle fait subir à l'acte de la vision. D'après M. de La Calle, M. Desmarres pense que l'anémie de la rétine coïncide fréquemment avec le balancement des yeux connu sous le nom de *nystagmus*.

Diagnostic phosphénien. — Ce que nous avons dit précédemment de ce mode d'exploration à l'égard des hémorrhagies de la rétine peut s'appliquer aussi à l'anémie de cette membrane. Jusqu'ici les observations nous manquent pour pouvoir avancer des faits qui puissent être de quelque exactitude et donner au praticien des données qui aient toute la rigueur médicale voulue.

ŒDÈME DE LA RÉTINE.

Nous n'avons jamais observé encore d'œdème de la rétine, peut-être parce que le fait en lui-même est assez rare, et que la transition de l'œdème à l'hydropisie doit être assez prompte pour que le praticien qui n'a pas sous la main un grand nombre de malades soumis à ses observations journalières puisse ne pas la constater. Aussi emprunterons-nous les détails qui suivent au travail remarquable qu'a publié sur l'ophthalmoscopie M. L. de La Calle, chef de clinique de M. Desmarres.

« Cette affection, dit-il, consiste dans une infiltration séreuse rétinienne qui reconnaît pour cause un obstacle quelconque à la circulation. — *Signes qui la font reconnaître.* — On aperçoit, en général, tout autour de la papille du nerf optique, une zone plus ou moins étendue, un peu plus élevée que le reste de la membrane, d'une couleur blanchâtre avec un fin piqueté rouge. Il faut voir cette zone; la description la plus minutieuse ne saurait en donner une idée suffisamment exacte. Chacun des vaisseaux qui sillonnent la rétine est accompagné d'un filet blanc très-fin; la réunion de tous les filets très-fins forme cette zone blanchâtre. »

D'après lui, l'œdème de la rétine coïnciderait avec la maladie de Bright, et l'existence d'une telle lésion de cette membrane aurait mis quelquefois M. Desmarres sur la voie du diagnostic de l'albuminurie. Les auteurs, il y a quelque temps, avaient porté leur attention sur la coexistence de l'amaurose et de l'albuminurie. Le docteur Theile (*Deüstche klinik*) cite trois cas d'abolition de la vue par suite de la maladie de Bright. On peut conclure par analogie que, dans ces cas-là, si les malades avaient été soumis à l'examen ophthalmoscopique, on aurait sans doute constaté des altérations sensibles du côté de la rétine.

M. Landouzy, le premier, je crois, dans son travail sur la coexistence de l'amaurose et de la néphrite albumineuse, attira l'attention sur ce fait, et émit l'opinion que l'amaurose est le phénomène initial de la maladie de Bright, celui qui existe même à l'exclusion de tout autre phénomène morbide. Le docteur Theile n'est pas de cet avis, et prétend qu'on doit renverser la proposition et dire que l'amaurose n'apparaît que quand l'affection s'entache de chronicité : c'est ce qu'il conclut des trois cas qu'il cite à l'appui de son opinion. Nous devons pourtant ne pas négliger de dire que cet auteur assure que l'autopsie n'a pas fourni de donnée positive pour l'explication de ce genre d'amaurose. Voilà encore de ces cas dans lesquels il est à regretter que l'emploi de l'ophthalmoscope et de la rétinoscopie n'ait pas eu lieu; et en admettant que le miroir oculaire ne nous eût pas permis d'observer des lésions matérielles, les données phosphéniennes auraient permis sans doute d'apprécier si on avait affaire à une amaurose véritable, à une perte, à une abolition de sensibilité de la rétine sans lésion matérielle appréciable.

HYDROPISIE DE LA RÉTINE.

La séparation de la rétine d'avec la choroïde par suite de l'interposition d'un liquide entre ces deux membranes a porté différents noms; on l'a appelée tour à tour : *retina tremulans, hydropisie sous-rétinienne, choroïdienne, décollement de la rétine , etc.*

Les auteurs d'ophthalmologie gardent presque tous le silence sur cette maladie; et si quelques-uns en font mention, ce n'est que pour la signaler à une époque où l'altération est arrivée à un tel degré que la saillie présentée par la membrane décollée vient flotter assez près du cristallin pour être perceptible à l'œil nu. L'ophthalmoscope est ici d'une utilité incontestable pour constater la maladie à son début, en saisir les moindres particularités et pouvoir en étudier les phases diverses.

La séparation de la rétine peut n'être que partielle. Dans le degré le moins élevé, on rencontre des élevures vésiculeuses de la grosseur d'une lentille, d'un petit pois. En général ces décollements partiels occupent la partie inférieure du globe oculaire. Grœfe pourtant assure que, dans quatre cas, le fait n'a pas été observé. La maladie peut ensuite en arriver à un point tel que, la rétine affectant la forme d'un entonnoir, est proéminente à l'insertion des nerfs optiques et près de l'*ora serrata.*

Voici quels sont en général les symptômes présentés par les malades : d'abord perception, sans aucune douleur, d'images lumineuses, puis d'un nuage plus ou moins épais, à contours assez exactement déterminés, et cela dans la partie supérieure du champ visuel. Dans quelques cas, les images perçues sont brisées, inégales, tortueuses en partie ou en totalité. Bientôt, avec l'extension de la maladie, le nuage s'accroît, et il y a perception des objets comme au travers d'un brouillard rose ou rouge de sang qui peut persister, ou passer au jaune pour devenir ensuite incolore. Après vient la sensation d'une boule noire qui leur masque une plus ou moins grande partie des objets à la partie inférieure ou à la partie supérieure, suivant le siége de l'épanchement. Enfin arrive l'abolition complète de la vue par suite du décollement total de la rétine qui peut s'anesthésier et perdre définitivement sa propriété sensorielle, si la maladie ne peut être enrayée dans sa marche quelquefois assez rapide.

Du reste, si la partie moyenne du champ de la rétine reste intacte, alors la netteté de la vision se conserve passablement bien; mais dès que la partie de la rétine qui environne l'insertion du nerf optique est comprise dans la portion de tissu qui est détachée, alors la sensation quantitative de la lumière disparaît tout à coup.

Diagnostic ophthalmoscopique. — Voici comment on perçoit ce mode d'altération à l'aide du miroir oculaire. Au premier degré, avons-nous dit plus haut, on remarque des élevures vésiculeuses de la grosseur d'un pois; plus tard la partie de la rétine décollée par l'épanchement offre l'aspect d'une poche plus ou moins volumineuse, d'une couleur gris bleu, quelquefois rougeâtre (ce qui dépend, du reste, de la nature du liquide qui constitue l'épanchement), qui se confond à la périphérie avec la couleur normale de la rétine. A chaque mouvement de l'œil, cette poche ballotte en tout sens en formant une foule de plis qui donnent à la surface un aspect moiré. On reconnaît les vaisseaux rétiniens avec leur couleur normale se continuer à la surface de cette poche en suivant les diverses courbures qu'elle affecte, et participant aux ondulations de la membrane dans laquelle ils se ramifient. Les décollements étendus n'existent jamais isolément.

D'après M. Coccius, il y a toujours des altérations importantes du corps vitré tandis que le cristallin reste intact. Ces modifications se traduisent sous la forme d'opacités grisâtres, de plissement de la rétine; la superficie de ces plis offre parfois l'aspect d'un papier barbouillé; les vaisseaux présentent une teinte foncée, quelques-uns affectent la forme de stries noirâtres. Quand la rétine est entièrement détachée, elle ressemble au calice d'une fleur, et fait une saillie plus ou moins conique au point d'insertion des nerfs optiques. Ce savant praticien l'a trouvée déchirée dans un cas. Le corps vitré semblait toujours plus ou moins opaque et partageait le tremblotement de la rétine. Dans la partie qui avoisine le point où la rétine a été détachée, on trouve assez fréquemment, dit M. Græfe, une inflammation rétinienne qui se fait reconnaître à cet endroit par le développement de faisceaux vasculaires très-déliés et très-nombreux, ainsi que par la présence d'un exsudat ténu, d'une teinte blanchâtre ou d'un rouge blanc.

Le décollement de la rétine peut être produit par une suffusion séreuse ou par une suffusion sanguine : dans les deux cas, les signes objectifs sont les mêmes. Quant aux signes subjectifs, ils peuvent être différents.

Quand le décollement est produit par un épanchement

sanguin, les malades perçoivent au début les objets comme au travers d'une gaze rougeâtre. Quelquefois cette chromatopsie peut persister pendant un temps assez long. En général les épanchements séreux sont beaucoup plus abondants que les épanchements sanguins, et ce sont les premiers qui, à un degré assez avancé, peuvent être perçus sans le secours de l'ophthalmoscope.

M. Grœfe se demande si, dans ces cas-là, au point de vue physiologique, la rétine détachée est totalement privée de la faculté sensitive qui lui est propre. Il pense que, dans la première période de l'altération, cela paraît ne pas être, car la perception d'un nuage épais ou d'une lueur rougeâtre correspondant au siége de la maladie prouve évidemment que l'irritabilité persiste encore. Mais plus tard, d'après lui, la rétine détachée perdrait toute sensibilité pour les excitants externes ou internes, de sorte que les malades n'ont plus même *la sensation de la vue d'objets noirs*, mais ont perdu *toute sensation visuelle.*

On ne peut méconnaître ici toute l'utilité de l'intervention de l'examen rétinoscopique, et nul doute que les phénomènes entopsiques présentés par la rétine ne vinssent apporter une nouvelle lumière au diagnostic ophthalmoscopique, et dire au praticien si toute vitalité est abolie dans la membrane, ou à quel degré l'altération dynamique est arrivée.

Il serait curieux de vérifier ce que Grœfe avance quand il assure que jamais on n'a vu de rétine qui avait été détachée reprendre ultérieurement sa direction; de sorte que, d'après lui, l'amélioration incontestable qu'on obtient dans le traitement de cette maladie ne concerne en aucune manière la partie de la rétine qui a été détachée, mais probablement les parties qui l'entourent et qui ont éprouvé une modification favorable. Il est probable que cette maladie rend l'anesthésie de la rétine très-rapide, en amenant des modifications très-fâcheuses dans la structure de cette membrane, soit par la compression qu'elle subit par le fait de l'épanchement, soit par le fait lui-même du décollement. Quoi qu'il en soit, on voit de quelle importance il est d'établir de bonne heure le diagnostic d'altérations de cette nature quand on considère les résultats si fâcheux que la moindre temporisation peut amener à sa suite.

« Les causes de la maladie portent à penser, dit M. Grœfe, qu'elle est souvent la suite des épanchements sanguins de la choroïde. Les causes occasionnelles sont les mêmes que celles qu'accusent les malades atteints d'épanchements sanguins du corps vitré. La scléroticochoroïdite postérieure est, dans beaucoup de cas, pourtant pas dans le plus grand nombre, préexistante. On ne sait rien de bien particulier sur les causes prédisposantes ; seulement, dans deux cas, il existait une affection hémorrhoïdaire très-prononcée. »

A la série de causes que nous venons d'énumérer ajoutons l'existence de l'albuminurie citée plus haut.

En résumé, maladie sérieuse dans son étude et surtout dans ses résultats, qui demande des recherches pratiques tant sur son étiologie que sur ses manifestations, maladie assez fréquente et pour laquelle nous récoltons des éléments destinés à compléter ce que cet aperçu préliminaire porte en lui d'incomplet et d'inachevé.

Diagnostic phosphénien. — Dans le cours de cette ébauche de la diagnose des lésions profondes de l'œil au moyen du miroir oculaire, nous avons cité des cas bien nets, bien tranchés, des altérations bien distinctes et facilement perceptibles même à l'œil du praticien le plus inhabile, dans lesquels la puissance ophthalmoscopique se révélait dans toute son étendue. C'est dans les hydropisies de la rétine qu'il est possible de se rendre compte de toute la précision de diagnostic *vital* auquel on arrive au moyen de l'examen rétinoscopique. L'ophthalmoscope à la main, on peut prédire quel est le phosphène qui restera sourd à la sollicitation du doigt de l'explorateur; et si quelquefois la rétine semble se soustraire momentanément à la loi que nous avons énoncée plus haut, cette dérogation, croyez-le bien, ne sera pas de longue durée; car avec l'altération matérielle marche l'altération dynamique, à tel point que M. Serre affirme que l'absence des quatre phosphènes cardinaux fait connaître non-seulement l'état actuel de la rétine, le siége et l'étendue de la partie paralysée et accessible au toucher, mais encore sa paralysie générale.

Du reste, pour notre part, nous devons dire que chaque fois que nous avons fait marcher de pair l'examen ophthalmoscopique et l'examen phosphénien, surtout dans les hydropisies de la rétine, ces deux modes d'exploration se sont constamment montrés d'accord, et que les données entopsiques venaient apporter un tribut justement confirmatoire aux symptômes physiques fournis par l'examen à l'aide du miroir oculaire. Chaque partie de membrane décollée, phosphéniquement interrogée, nous a toujours répondu d'une manière négative. Aussi nous rangeons-nous complètement au sentiment du célèbre praticien d'Alais, quand, parlant des phosphènes, il dit : « interprètes fidèles et constants de l'état de la sensibilité rétinienne dont ils vont nous dénoncer les divers degrés et jusqu'aux moindres nuances, en vain voudrait-on les interroger au sujet des causes et de la nature des altérations. Ils ne disent ordinairement rien sur l'essence de l'anesthésie, à savoir si elle est congestive, éréthistique, torpide, idiopathique ou sympathique d'une souffrance éloignée; mais, en retour, ils sont d'une inappréciable ressource lorsqu'on veut s'éclairer sur le degré d'impressionnabilité que conserve la rétine. »

De telles paroles, émanant d'une autorité si respectable à tant de titres, nous dispenseront, je crois, d'insister davantage sur l'utilité que présentent chacun des modes d'exploration qui font le sujet de cette étude, et ce, malgré les doutes systématiques de quelques esprits sceptiques quand même, surtout en matière de choses qu'ils niaient d'abord et à l'évidence desquelles la logique brutale des faits les a contraints de se rendre.

Les décollements de la rétine par suite d'une suffusion séreuse ou sanguine peuvent être la cause productrice d'opacités résultant des métamorphoses pathologiques subies par chacun de ces états. Les auteurs allemands, toujours minutieux dans la description de tout ce qui est lésion matérielle, en distinguent de plusieurs genres, suivant qu'ils prennent pour point de départ de leurs classifications la couleur, la forme, l'étendue, etc., de ces opacités. Coccius, avons-nous vu plus haut, par rapport à leur coloration, admet des opacités noires, d'un brun rougeâtre, blanches, d'un gris blanchâtre, jaunâtres, etc. D'après leur forme, il y en aurait de ponctuées ou tachetées, de floconneuses, ou diffuses, etc. Il est facile, avec un peu d'attention, de se convaincre que chacun de ces états ne constitue, à proprement parler, qu'une des phases de la marche de la lésion matérielle dont l'ensemble constitue la série de dégradations qui peuvent atteindre le produit pathologique dans son évolution.

En effet, si c'est à du sang épanché que l'on a affaire, logiquement que doit-il se passer? Il est évident qu'il y a formation d'un caillot, et l'on doit, au début, quelle que soit l'activité du travail de résorption, percevoir une tache, un scotome d'un brun rougeâtre, puis noir; la matière colorante du sang disparaissant peu à peu, il reste de la fibrine qui s'organise et forme une espèce de *stroma* perceptible à l'œil et achevant d'affecter la série de teintes qui vont du gris au jaune pour arriver au blanc. On le voit donc, l'opacité, par exemple, qui doit sa naissance à une exsudation sanguine, peut être blanche ou noire, jaune ou rouge, etc., suivant que l'examen a lieu à une époque plus ou moins éloignée de l'invasion de la maladie.

Et si nous passons à la forme, on conçoit aussi que, pour ces opacités comme pour celles du cristallin et de l'humeur vitrée, les formes affectées puissent varier à l'infini. Elles peuvent changer tous les jours par suite de l'étendue de l'épanchement, du plus ou moins d'activité du travail de résorption, etc., de manière à pouvoir disparaître au bout d'un temps très-court, ou persister en affectant telle ou telle forme qu'il serait tout-à-fait oiseux de vouloir faire rentrer dans une catégorie déterminée d'avance, et à revêtir une coloration qui ne sert qu'à indiquer la phase de l'évolution du travail pathologique.

La forme et la coloration de ces opacités, en résumé, sont très-utiles au diagnostic comme élément différentiel, mais elles ne sauraient donner raison d'être à des distinctions subtiles qui chargent la mémoire et sont d'une application pratique difficile. Elles ne peuvent avoir d'autre influence sur le choix du procédé thérapeutique que celle qu'elles empruntent à leur qualité d'être éléments de diagnostic ; et, quelles que soient leur forme et leur coloration, elles ne sont à la rigueur importantes que pour le pronostic à porter.

Nous n'abandonnerons pas l'étude des altérations de la rétine sans parler sommairement de deux états de cette membrane mentionnés par les auteurs avant la découverte de l'ophthalmoscope, et que, pour ma part, j'ai pu observer sur le vivant : je veux parler de l'atrophie de la rétine et de l'état particulier de cette membrane, que Langenbeck appelle *malacia retinæ*. Ce n'est pas qu'il ressorte directement de l'étude de ces altérations des conséquences utiles en pratique, mais je crois nécessaire d'en parler pour démontrer à certains esprits incrédules tout ce que l'application de l'ophthalmoscope aux lésions profondes de l'œil est venue jeter de lumière dans l'étude et la connaissance de maladies sur lesquelles jadis les nécropsies pouvaient seules faire porter un diagnostic certain.

Voici les deux faits tels que je les trouve consignés dans mes notes médicales :

Mohammed-ben-Abdallah, mendiant aveugle à Thérapia (6 Juin 1854), moyennant un léger bacchis, me permet de lui examiner les yeux. Il est âgé de 30 ans, d'un tempérament lymphatique; du reste se porte très-bien. Il était forgeron et aurait perdu la vue à l'âge de 25 ans peu à peu. Aspect extérieur des yeux normal; ils paraissent un peu petits et durs.

Examen ophthalmoscopique. — *OEil droit.* — Rétine très-pâle et comme ratatinée, groupée autour du nerf optique en plis irréguliers; vaisseaux invisibles ainsi que la papille optique qui semble avoir complètement disparu.

OEil gauche. — A travers l'humeur vitrée très-limpide, on saisit beaucoup mieux l'altération; la rétine est rugueuse et chagrinée; absence de vaisseaux et de la papille optique aussi de ce côté. Les symptômes observés et surtout l'ancienneté de la maladie excluent toute idée de décollement de la rétine par suite d'hémorrhagie ou d'hydropisie sous-rétiniennes.

Mahmoud, de Tunis, amaurotique des deux yeux, tempérament scrofuleux, a perdu la vue très-jeune. Ne se rappelle pas la cause. Rien d'anormal dans l'aspect extérieur des yeux. Pupille assez largement dilatée. Iris naturel.

Examen ophthalmoscopique. — *OEil droit.* — Milieux réfringents transparents, rétine présentant une couleur glauque et semblant floconneuse; du reste, ratatinée. Pas de trace de vaisseaux ni de papille.

OEil gauche. — Même état; la rétine paraît seulement plus sale et semble avoir macéré dans un liquide qui l'aurait désorganisée. Cet état-là se sent et se comprend mieux qu'il ne se décrit.

A ces faits, assez curieux de leur nature, nous pouvons adjoindre un cas singulier d'absence complète des vaisseaux de la rétine, observée chez un enfant âgé de 10 ans, atteint de strabisme convergent de l'œil droit, congénital, et pour lequel le docteur Von Græfe fut consulté. L'œil, examiné avec soin, parut être complètement privé de toute faculté visuelle; les milieux réfringents, ainsi que la choroïde, peu riches en pigment, étaient sains. L'insertion du nerf optique, au contraire, plus blanche qu'à l'ordinaire, semblait formée d'une substance tendineuse entièrement opaque. A son grand étonnement, ce praticien ne put rencontrer aucun vestige de vaisseaux, soit à cet endroit, soit dans toute l'étendue de la rétine. Une des altérations caractéristiques de l'amaurose glaucomateuse serait, pour Grœfe, la disparition des vaisseaux au point d'insertion du nerf optique. Les veines s'avanceraient avec une certaine netteté des parties périphériques sur la zone annulaire jusqu'aux limites de l'éminence; mais à ce point, dans beaucoup de cas, elles disparaissent complètement et semblent comme divisées, tandis que, dans d'autres cas, on peut les suivre encore jusqu'au centre; mais elles paraissent alors comme enfoncées dans la masse saillante du nerf optique.

Toutes les données que nous venons d'énumérer sont loin d'être l'exposé de simples vues théoriques. J'ai pu, bon nombre de fois, constater chacun de ces faits en suivant jour par jour, et le pinceau à la main, le tableau de suffusions sanguines de la rétine bien constatées, et reproduire, à l'aide de la couleur, l'image exacte de l'altération pathologique que j'apercevais dans les profondeurs de l'œil.

LÉSIONS DE LA PAPILLE OPTIQUE.

La papille optique, seule partie du nerf accessible aux observations ophthalmoscopiques, peut être affectée d'hypérémie, d'anémie, d'hypertrophie et d'atrophie. Elle peut être aussi le siége d'opacités, d'épaississements provenant des dégénérescences subies par les hypérémies qui l'envahissent, ou par les hémorrhagies générales ou partielles de la rétine qui se répandent à sa surface.

Bien long-temps avant la découverte de l'ophthalmoscope, on n'était pas sans ignorer les lésions dont était susceptible le nerf optique; mais jamais les altérations matérielles n'avaient pu en être constatées sur le vivant, et ce n'était qu'à de consciencieuses nécropsies oculaires qu'on avait dû la connaissance des troubles pathologiques dont était le siége cette partie de l'appareil de la vision.

Morgagni (*Ep. 13*), chez un individu complètement amaurotique, et sujet, depuis sa jeunesse, à des mouvements convulsifs, trouva les nerfs optiques atrophiés, minces et presque tordus comme des cordonnets, depuis les globes oculaires jusqu'à la selle turcique : « *Nervi ambo optici non modo obstructi vel angustati sunt, sed intorti cum amaurosis à pueritiâ incidisset.* » Le même auteur (*Ep. 18*) cite un cas de cécité de l'œil gauche dans lequel le nerf optique fut trouvé plus grêle que l'autre; la substance du nerf était plus pâle et plus dense que celle du nerf du côté opposé qui était sain : « *Sinister nervus opticus gracilior dextero et cum inciderem ex substantia magis compacta et subfusca fuit tum in orbita tum inter cranium.* »

Dans la même lettre (No 40), il fait mention d'un enfant atteint d'amaurose congénitale, dont le nerf optique fut trouvé dans un état d'exténuation extraordinaire. Cheselden, dans un cas où l'amaurose existait d'un seul côté, l'œil conservant sa forme et son brillant ordinaires, trouva le nerf optique de ce côté dans un état de dessèchement consomptif.

Rolfincius, Morgagni dans différents passages de ses lettres, Monteggia, Scarpa, Wardrop, Rognetta, Lawrence, etc., citent une foule de cas dans lesquels le nerf optique était affecté de lésions variées, et je n'en finirais pas si je voulais mentionner ici tous les faits curieux dont les autopsies ont enrichi la science.

Mon frère, médecin militaire, étant chef des travaux anatomiques à l'hôpital militaire de Lille, a observé plusieurs faits intéressants de ce genre. J'extrais des notes qu'il m'a laissées trois cas très-curieux :

Jacques B....., détenu à l'abbaye de Loos, près Lille, amaurotique de l'œil droit, 45 ans. Aspect extérieur de l'œil normal. Le nerf optique est réduit au volume d'un petit cordon étranglé de distance en distance; la papille est invisible.

Nicolas Schneider, infirmier militaire, mort de fièvre typhoïde à 22 ans. Amaurose confirmée datant de dix-huit mois. Les nerfs optiques étaient flasques et décolorés, et la papille optique réduite au volume d'une tête d'épingle.

Pierre Hartmann, 27 ans, phthisique, amaurose de l'œil gauche. Le nerf du même côté est très-grêle et réduit au volume d'un fil de fer très-ténu et très-dur. Dans ces cas, comme dans la presque totalité de tous ceux que nous avons empruntés à divers auteurs, un fait digne de remarque c'est que l'altération n'allait pas au-delà de la selle turcique.

HYPÉRÉMIE PAPILLAIRE.

Diagnostic ophthalmoscopique. — La papille optique, avons-nous dit plus haut, se manifeste, à l'œil de l'explorateur, affectant une couleur blanche nacrée, et elle est traversée par des vaisseaux simulant des rayons allant du centre à la circonférence. Dans l'hypérémie papillaire qui s'accompagne, du reste, presque toujours d'hypérémie rétinienne, les vaisseaux se sont notablement développés, et peuvent arriver à un degré tel qu'ils cachent totalement la papille sous leurs ramifications. Ainsi une hypérémie au début fait apercevoir la papille comme rosée; les vaisseaux, quoique nombreux, sont encore excessivement déliés; quelquefois le développement anormal ne s'observe que sur une partie de la papille que l'on dirait alors être échancrée.

Dans un degré plus élevé, les vaisseaux, plus renflés et plus rouges, ne laissent la possibilité de reconnaître la place de la papille que par l'endroit de leur émergence. « Les vaisseaux de la papille présentent quelquefois des renflements variqueux, dit M. L. de La Calle, et leurs pulsations deviennent apparentes lorsqu'on comprime légèrement le globe de l'œil, compression qu'il faut rendre d'autant moins forte que la turgescence sanguine est plus considérable. » (*Op. cit.*)

Nous n'avons jamais observé d'hypérémie papillaire sans la voir toujours compliquée d'hypérémie ou d'hémorrhagie rétiniennes. Concurremment avec ces altérations, on peut observer un œdème ou une hydropisie de cette membrane, qui trouvent une explication légitime et naturelle dans la stase du sang veineux par suite de la gêne apportée dans la circulation de l'organe.

ANÉMIE PAPILLAIRE.

Diagnostic ophthalmoscopique. — Dans l'anémie papillaire, il y a, de prime abord, diminution du calibre des vaisseaux qui vitalisent l'émergence du nerf optique, et, par suite, on observe une décoloration qui va en augmentant à mesure que les vaisseaux tendent de plus en plus à disparaître. Arrivée à son *summum*, la maladie fait percevoir la papille blanche ou plutôt décolorée, ayant perdu ce brillant, cet éclat nacré qui lui sont particuliers; et alors, quand cet état ne s'associe pas à une anémie de la rétine, on croirait que les vaisseaux ont leur origine à la circonférence de la papille. Il est très-naturel de supposer que l'anémie papillaire doit être la conséquence d'une apoplexie de la rétine; les vaisseaux sont alors vides, et la papille est par le fait devenue anémique.

Nous trouvons, dans une observation d'apoplexie de la rétine, racontée par Liebreich dans les Notices ophthalmologiques, un cas remarquable d'anémie papillaire : « L'examen ophthalmoscopique, dit cet auteur, montrait les milieux réfringents parfaitement transparents, mais tout le fond de l'œil manifestement décoloré. La papille optique était complètement privée de son éclat, de sa coloration claire et de son contour tranché, et ne pouvait être reconnue qu'au moyen des vaisseaux de la rétine sur le fond de l'œil qui présentait presque la même teinte qu'elle. L'artère centrale était extraordinairement fine, etc. » (Liebreich. Not. ophth.)

Le docteur Von Græfe considère l'anémie de la papille comme une des altérations qui se manifestent dans l'amaurose glaucomateuse.

HYPERTROPHIE PAPILLAIRE.

Diagnostic ophthalmoscopique. — L'hypertrophie papillaire se caractérise par une saillie de l'éminence optique beaucoup plus forte qu'à l'état normal. L'ombre portée résultant de la projection de la lumière au fond de l'œil est beaucoup plus considérable. Les vaisseaux qui, à l'état physiologique, semblent aller en ligne droite de la dépression ombiliforme d'où ils émergent à la circonférence de la papille, affectent une courbure dont l'intensité est en rapport avec la saillie produite par le travail hypertrophique. La lésion matérielle peut amener un changement tel dans la forme de la papille, qu'elle arrive quelquefois à affecter une forme presque sphérique. Dans ce cas, les vaisseaux qui suivent la courbure de l'organe malade s'infléchissant sous une partie du nerf qui se soustrait à l'observation, disparaissent momentanément pour aller reparaître à une certaine distance de la papille. C'est aux recherches du docteur Jœger fils que nous devons les premières observations exactes de cette altération curieuse qui atteint la papille optique.

J'ai déjà dit, je crois, qu'à l'existence de la pulsation spontanée de l'artère centrale de la rétine comme altération caractéristique du glaucôme, Grœfe joint une modification déterminée dans l'insertion des nerfs optiques. Pour lui, cette modification consisterait en ce que tout autour de son insertion il présente une éminence très-prononcée arrondie. La coloration de cette éminence serait très-variable. D'ordinaire d'un jaune sale, elle offrirait parfois une nuance bleue distincte; dans certains cas, elle paraîtrait d'un rouge vif, etc. Il est facile de voir, d'après cette description, que le glaucôme s'accompagne quelquefois d'hypertrophie papillaire compliquée d'anémie ou d'hypérémie de cette éminence nerveuse avec œdème ou hydropisie de la rétine.

M. L. de La Calle décrit l'hypertrophie de la papille sous le nom de *saillie papillaire*. Il admet que cette altération complique fréquemment l'atrophie de la papille, ce qui semblerait exclure chez lui toute idée *d'un travail pathologique à forme hypertrophique.*

Les observations que nous avons pu faire depuis que nous nous occupons d'expériences ophthalmoscopiques sont, certes, loin d'être aussi nombreuses que celles que M. L. de La Calle a pu faire dans la riche clinique de M. le Professeur Desmarres; aussi j'avoue humblement que, pour être logique, j'ai cru devoir admettre une hypertrophie papillaire (augmentation du volume normal de la papille par suite d'un travail anatomo-pathologique dont la nature intime nous échappe), comme j'admettais une atrophie papillaire. Il m'a semblé que l'atrophie se compliquant fréquemment, de l'aveu de l'auteur lui-même, d'anémie de la papille, on ne pouvait, dans ces cas-là, apercevoir les vaisseaux s'incurvant poursuivre la saillie bombée que forme l'éminence optique, et qu'il fallait beaucoup d'habileté dans le diagnostic pour que la vue seule de l'ombre portée (qui s'exagère en dimension suivant que la lumière que l'on projette dans le fond de l'œil suit une direction plus ou moins oblique) pût faire diagnostiquer une simple *saillie papillaire.*

Nous sommes porté à croire que l'hypertrophie, au contraire, peut être une des conséquences fâcheuses mais très-rares de l'hypérémie papillaire ou d'une aberration de plasticité qui affecte la papille sans que l'on puisse dire pourquoi cette forme de travail pathologique s'adresse à telle partie de l'œil de préférence à telle autre, ou qui trouve sa raison d'être dans les symptômes et les anamnestiques fournis par les malades.

Diagnostic ophthalmoscopique. — Dans l'atrophie papillaire, le travail morbide a réduit considérablement le volume normal de la papille; elle est comme racornie et chagrinée, et l'éclat brillant a bien diminué quand il n'a pas totalement disparu. Elle peut même arriver à un point tel que, malgré l'exploration la plus minutieuse, on ne la retrouve plus dans le fond de la cavité oculaire.

Il est utile de prévenir le praticien contre une erreur dans laquelle il lui serait facile de tomber surtout dans l'examen des myopes et des presbytes.

La papille optique offre deux dimensions : une dimension réelle et une dimension apparente.

La dimension réelle est celle que l'on obtient quand on mesure la papille d'un œil sur lequel on a enlevé toutes les parties situées au-devant de la rétine. Mesurée sur le cadavre, la papille a le diamètre d'une ligne.

La dimension apparente est celle que l'on perçoit quand, sur le vivant, on examine l'œil au moyen de l'ophthalmoscope à travers les milieux réfringents. Cette dimension apparente varie chez les différents sujets; elle est même notablement influencée par l'état de myopie ou de presbytie de l'individu que l'on observe.

Chez une personne douée d'une bonne vue, la papille, examinée au travers d'une lentille bi-convexe 1 3/4, a un diamètre de 3 lignes environ.

Chez les myopes, vue à l'œil nu, la papille semble avoir une dimension si considérable, que, quand la pupille n'a pas été préalablement dilatée, elle occupe tout le champ pupillaire. Vue au travers de la lentille, elle paraît beaucoup plus petite que dans tous les autres cas.

Chez les presbytes, on observe une chose tout-à-fait inverse. Vue à l'œil nu, la papille est très-petite, tandis qu'au travers de la lentille elle paraît beaucoup plus grande.

De là l'obligation d'employer, pour l'examen des myopes, une lentille d'autant moins forte que la myopie est plus considérable. Pour les presbytes, il est nécessaire d'obtenir un grossissement plus fort qu'à l'habitude.

Il est, du reste, utile, dans cet examen, de s'aider des renseignements antérieurs fournis par le malade, et de savoir de quelle vue il était doué avant l'invasion de la maladie.

Avec les simples précautions que nous venons d'indiquer, on évitera toute cause d'erreur.

ALTÉRATIONS DE LA PAPILLE OPTIQUE.

Diagnostic phosphénien. — Depuis le temps que la diagnose phosphénienne nous a été connue, et que nous en avons fait l'application à la pathologie des lésions profondes de l'œil, nous n'avons pas rencontré de malade atteint de ces diverses lésions qui ne fût complètement amaurotique. Interrogées par le toucher, les rétines ont toujours fatalement répondu par la négation des phosphènes les plus importants; et, quand il y a eu conservation des anneaux entopsiques, ils ont été très-fugaces et réduits à la perception très-souvent intermittente des deux phosphènes que nous appelons mineurs (jugal et frontal).

Aussi croyons-nous pouvoir inférer, d'ores et déjà, que chaque fois que le nerf optique est atteint d'une de ces lésions, pour peu que l'altération matérielle soit confirmée, il y a perte totale de la sensation quantitative de la lumière; rarement le malade conserve la faculté de distinguer très-faiblement le jour d'avec la nuit. De là, nécessité non-seulement de procéder à un examen ophthalmoscopique sérieux, mais encore à une interrogation rétinoscopique attentive, persuadé que nous sommes que, si le praticien, consulté au début, fait marcher de pair les deux modes d'exploration, il pourra recueillir des données assez certaines pour pouvoir, dans un grand nombre de cas, enrayer la marche désastreuse et souvent fatale de la maladie.

LÉSIONS DE LA CHOROÏDE.

Nous terminerons cette esquisse un peu rapide de la diagnose ophthalmoscopique et phosphénienne des lésions profondes de l'œil par l'étude des maladies qui peuvent affecter la choroïde.

Elles sont au nombre de deux : la choroïdite (1) et la sclérotico-choroïdite postérieure.

---

(1) Dans un travail plus étendu sur les maladies des yeux, nous reviendrons sur cette nomenclature si mal faite, sur cette terminaison en *ite* dont on affecte improprement presque tous les termes servant à désigner une lésion des parties constituantes de l'organe visuel. N'est-ce pas dire, en effet, qu'elles sont toujours le résultat de l'inflammation? Or, ouvrez le moindre volume spécial sur la matière, consultez l'auteur *physiologiste le plus renforcé*, vous verrez que, pour eux, la chose est loin d'être démontrée. Pour nous, tout en protestant contre un vice pareil de langage, nous avons dû, pour être intelligible. conserver des expressions consacrées bien à tort par l'usage.

De la découverte de l'ophthasmoscope sont bien loin de dater les premiers travaux sur ces maladies ; on peut en lire, dans les auteurs, des descriptions dont l'exactitude et la précision semblent ne devoir laisser rien à désirer, et pourtant l'application du miroir oculaire à cette étude a été le point de départ d'observations si neuves et si curieuses ; les preuves qu'il est venu donner à l'appui de faits jusqu'ici seulement supposés ont été si éloquentes qu'on peut affirmer qu'aujourd'hui seulement ces maladies ont reçu une consécration pathologique reposant sur des bases d'une positive authenticité.

Il devait arriver pour la choroïde ce que nous avons constaté pour les autres éléments de l'œil jusqu'ici inaccessibles à une observation directe sur le vivant.

Grâce à l'emploi d'un pareil instrument, le praticien peut surprendre les manifestations anormales qui accompagnent le début de la maladie, en suivre pas à pas les phases, en étudier jusque dans leurs variétés les moins connues les modalités pathologiques, de manière à dégager la lésion de tout ce qui n'est pas elle, à lui rendre sa personnalité tout-à-fait caractéristique, et arriver, par une exploration attentive de tous les jours, à des conclusions thérapeutiques d'une valeur réelle dans la pratique.

Et ici, plus que partout ailleurs, l'expérience est venue nous démontrer l'utilité de l'ophthalmoscope. L'étroite connexion de l'iris, de la choroïde, de la sclérotique et de la rétine entre eux devait amener et amène presque toujours des complications qui rendent impossible au praticien privé des secours de cet instrument, sinon un diagnostic différentiel satisfaisant, tout au moins l'établissement d'un traitement normal. Un appareil commun de symptômes, comme nous le verrons tout à l'heure, caractérise chacune des lésions afférentes à ces divers éléments de l'œil. Nous ne voulons pas inférer de là qu'on doive négliger les ressources fournies par l'observation des signes extérieurs ; mais on pourra se convaincre combien peu nous étions avancés dans cet étude, et quel grand pas a été fait, dans la connaissance de ces lésions, le jour où l'ophthalmoscope a été appliqué à leur exploration.

Avant d'entrer en matière, donnons un court aperçu de l'anatomie physiologique de la choroïde, destiné à nous faciliter l'intelligence de troubles pathologiques qui peuvent l'affecter, et à nous faire saisir le mécanisme des désordres matériels dont elle est le théâtre.

Cette membrane éminemment vasculaire se compose de vaisseaux, de muscles, de nerfs, d'une couche propre et d'une membrane interne et pigmenteuse.

Les nerfs et les vaisseaux sont contenus dans un tissu, espèce de *stroma*, qui leur sert de gaîne et de charpente. « Le réseau interne choroïdien forme une couche interne moins résistante et plus lâche ; les mailles de ce réseau sont à l'intérieur recouvertes d'une couche très-mince de matière amorphe. Sur la face interne de cette membrane se trouve une couche simple de cellules nucléolées, hexagonales, remplies de pigment bien granuleux, au point que l'on n'aperçoit leur noyau que comme une tache translucide : c'est ce qui constitue la membrane pigmentaire, *stratum pigmenti* ou *pigmentum nigrum*. (Desmarres, *op. cit.*, tom. I, pag. 21.)

Rappelons, en outre, la connexion étroite qui existe entre la sclérotique d'une part et la choroïde, entre cette dernière et la rétine et l'iris. N'oublions pas qu'à l'état normal le pigment se dirige du nerf optique vers la circonférence du globe en suivant des lignes plus ou moins ondulées, et, tout en réclamant l'indulgence pour ces données que le temps et l'espace nous commandent d'écourter, arrivons à l'étude de la choroïdite.

CHOROÏDITE.

Les auteurs distinguent, d'après la durée de la maladie, une choroïdite aiguë et une choroïdite chronique. Les observations qu'il nous a été donné de recueillir n'ayant porté malheureusement que sur des malades chez lesquels la lésion datait déjà de quelque temps, nous ne pouvons rien dire de bien précis, en tant que l'ayant vu par nous-même, sur la choroïdite à l'état aigu. M. L. de La Calle prétend même « que ce n'est que dans la choroïdite chronique que l'ophthalmoscope est d'une utilité incontestable. » (Mém. cit., p. 92.) Nous sommes loin de partager sa manière de voir, et nous sommes persuadé que le praticien ne pourra que retirer un grand bénéfice de l'application du miroir oculaire à l'étude de cette lésion à l'état aigu; et parce que des observations de cette nature n'ont pu jusqu'ici être faites, je ne vois pas trop ce qui autorise M. L. de La Calle a émettre une assertion que rien ne justifie.

Examen extérieur de l'œil. — Cet examen fournit des caractères physiques et des caractères physiologiques.

Caractères physiques. — Les vaisseaux de la conjonctive sont rouges et gorgés de sang; la choroïde s'injecte, et si cette injection est considérable et que la sclérotique soit amincie, on peut la constater à travers la coque extérieure.

On trouve aussi souvent une zone vasculaire péricornéale que plusieurs auteurs considèrent comme spéciale à la choroïdite; mais, comme nous l'avons fait remarquer, les sympathies étroites qui existent entre la sclérotique, la choroïde, l'iris et la rétine font que généralement ces éléments sont attaqués concurremment, de sorte que ce symptôme est loin d'avoir toute la valeur qu'on s'est plu à lui attribuer. Avec le progrès de la maladie, la choroïde s'hypertrophie, et, en raison de l'accroissement qu'elle acquiert, comprime d'une part la rétine, et de l'autre la sclérotique. Cette dernière, par suite, se distend, s'amincit, s'atrophie; la couleur de la choroïde se manifeste au travers : de là cette teinte noirâtre, bleuâtre ou plombée qui se traduit à l'extérieur.

En outre, lorsque la maladie est très-avancée, la choroïde forme sous la sclérotique de petites tumeurs bleuâtres (staphylomes, cirsophthalmie interne). Le volume de l'œil, dans cette maladie, est augmenté; le globe devient dur, résistant au toucher; il y a, en un mot, plénitude oculaire. La pupille, au début rétrécie, ne tarde pas à se dilater et devient enfin immobile; il y a mydriase. Souvent, par suite d'une lésion sympathique ou essentielle, l'iris se trouve décoloré; il prend une teinte grisâtre plombée; le cercle uvéen a disparu, et le bourrelet qui l'entoure affecte une forme et une couleur anormales et qui peuvent varier. La coloration verdâtre ou bleuâtre que l'on remarque à l'extérieur se laisse aussi quelquefois apercevoir dans l'œil du côté de la pupille ou de la chambre vitrée; mais cela ne s'observe qu'à une époque très-avancée de la maladie, et cette coloration trouve sa raison dans la coexistence d'une altération de la rétine.

Caractères physiques. — Comme dans toutes les ophthalmies graves, le malade accuse de la douleur, d'abord sourde, gravative, puis lancinante et s'irradiant dans les parties voisines. Puis la rétine se paralyse et la douleur disparaît en même temps que la vision. Il s'ensuit qu'au début il y a photophobie; on constate bientôt de la photopsie, de la chropsie; plus tard arrivent la myodepsie, la scotomie, l'hémiopie, enfin l'ambliopie et l'amaurose.

Nous verrons bientôt que ces phénomènes de pure observation trouveront leur raison d'existence dans les scènes pathologiques que l'examen ophthalmoscopique nous permettra de surprendre au fond de l'organe affecté. Il va sans dire qu'une réaction plus ou moins violente accompagne la série d'accidents que nous venons d'énumérer; pourtant il est utile de savoir qu'en général il n'y a de fièvre que dans la période aiguë : l'état chronique est ordinairement sans réaction notable, à moins que la terminaison du mal ne soit de nature à la faire naître.

Tel est, pour la choroïdite aiguë et chronique, le tableau fidèle quoique succinct des symptômes que l'on trouve plus ou moins épars dans les descriptions des spécialistes. Passons maintenant à l'étude de ceux que l'ophthalmoscope est venu nous révéler dans l'organe malade.

Examen ophthalmoscopique. — A l'état normal, on le sait, la choroïde se présente à l'œil de l'explorateur, au travers de la rétine transparente, avec une couleur rougeâtre et comme parsemée de bigarrures noirâtres plus ou moins foncées suivant l'épaisseur de membrane qui la recouvre. Dans la choroïdite, la couleur normale s'est perdue, le ton général de la membrane est plus ou moins pâle, plus ou moins décoloré suivant l'ancienneté de la maladie. La teinte qu'elle a acquise est sale, plombée, se rapprochant de celle que nous avons constatée à l'extérieur pour la sclérotique. A l'état ordinaire, les cellules pigmentaires sont disposées assez régulièrement suivant une ligne qui du nerf optique semble aller à la circonférence du globe. Cette sécrétion pigmentaire dans la choroïdite n'a plus lieu comme à l'état normal ; elle affecte une modalité pathologique que les auteurs allemands ont désignée sous le nom de *macération du pigment*. En certains points le pigment a été comme résorbé et a totalement disparu ; d'autres endroits, au contraire, sont le siége d'une hypersécrétion pigmentaire. De là, comme résultat du premier phénomène, constatation de plaques blanches luisantes, réflétant la lumière, et qui ne sont autre chose que des portions de sclérotique mises à nu et se laissant percevoir avec tout leur chatoiement nacré, grâce à la transparence de la rétine. Quant au second phénomène, il permet de constater l'existence de plaques d'une coloration plus ou moins foncée, de forme plus ou moins irrégulière, et provenant de l'agglomération vicieuse du pigment en l'endroit observé.

La présence du pigment et son absence en certains points de la choroïde expliquent parfaitement les sensations de photopsie, de myodepsie, de trouble dans la vision, etc., accusées par les malades. En effet, les images arrivant au fond de l'œil et rencontrant des points dépourvus de pigment au lieu d'être absorbées, vont exciter anormalement d'autres points de la rétine : de là, perception d'une double image superposée à celle qui est venue déjà impressionner la membrane sensorielle; de là, confusion dans cette perception elle-même et dans la sensation cérébrale qui en est l'expression définitive.

La continuation de ces troubles ne tarde pas à amener

l'anesthésie, d'abord partielle, et puis bientôt générale de la rétine, et avec elle apparaissent des symptômes d'amblyopie et d'amaurose qui en sont les phénomènes révélateurs.

D'un autre côté, les parties de la choroïde qui ont été le siége de la résorption pigmentaire que nous avons constatée deviennent le siége d'un travail anatomo-pathologique spécial. Il se forme à la surface des exsudats plastiques qui compriment la rétine et finissent par l'atrophier. On conçoit alors parfaitement que, suivant l'état d'anesthésie plus ou moins limité et plus ou moins général dont cette membrane est le siége, les malades accusent la vision de mouches, de scotomes; qu'ils se plaignent d'hémiopie; par accuser enfin une amaurose qui devient pour le praticien l'expression la plus élevée de l'altération dynamique à laquelle la membrane sensorielle est arrivée.

Avec la choroïdite, on observe fréquemment des complications qui reconnaissent leur origine dans la solidarité vasculaire que nous savons exister entre la choroïde et la rétine. De là, des hypérémies de cette membrane, des apoplexies et des hydropisies sous-rétiniennes, et enfin l'existence simultanée de la dernière altération que nous avons à décrire : de la scléroticо-choroïdite postérieure.

Il est important pour le praticien de ne pas confondre les agglomérations pigmentaires avec les exsudats plastiques provenant des hypérémies ou des apoplexies rétiniennes et avec les corps flottants dans l'humeur vitrée. Ces derniers se reconnaissent facilement, on le sait, à ce qu'ils n'occupent jamais, pour l'œil de l'observateur, une position identique en général, leur poids les entraînant vers le bas du globe, à moins qu'ils ne soient fixés par quelque bride; les moindres mouvements de l'œil les font bondir et leur font affecter des mouvements d'ascension et de descente qui les font parfaitement reconnaître. Quant aux caillots résultant des hypérémies ou des apoplexies en voie de résolution, outre qu'on n'aperçoit pas dans le voisinage ces plaques nacrées blanchâtres, provenant de la sclérotique mise à nu, l'étude de leur coloration permet de ne pas les méconnaître un seul instant. En effet, le dépôt pigmentaire anormal de la choroïdite affecte une couleur noirâtre plombée, constamment à peu près la même, tandis que nous avons vu précédemment que rien n'était plus varié que la série de teintes que l'échelle de dégradation que subissaient dans leurs phases les taches, les scotomes provenant d'hémorrhagies intrà-oculaires.

Je crois que ces simples données suffiront pour mettre le praticien en garde contre des erreurs de diagnostic qu'avec un peu de réflexion il lui sera facile d'éviter; aussi n'insisterons-nous pas davantage sur ce sujet, et arriverons-nous à l'examen rétinoscopique de cette maladie.

Examen phosphénien. — Dans la choroïdite, surtout au début, l'examen phosphénien est de la plus grande utilité. Quand les altérations anatomiques ont été bien constatées à l'aide du miroir oculaire, et que le praticien sait à quoi s'en tenir sur l'époque à laquelle est arrivée la lésion matérielle, il lui importe de s'assurer si la lésion dynamique est assez avancée pour qu'il n'y ait rien à espérer d'une thérapeutique rationnelle.

En général, il faut l'avouer, les yeux que nous avons pu observer étaient privés de phosphènes, ou bien, si on en constatait des vestiges, c'étaient les phosphènes que nous avons appelés *mineurs* qui seuls persistaient (jugal et frontal) pour cesser bientôt de se manifester et indiquer clairement que la lésion dynamique s'étendait à toute la membrane sensorielle. On sait quelle en est la raison; nos observations n'ont jusqu'ici porté que sur des sujets atteints de vieilles, je dirai même de très-vieilles choroïdites : d'où il s'ensuit qu'à cette époque, la rétine étant complétement anesthésiée, nous ne pouvions retirer grand bénéfice et surtout grande lumière de l'interrogation rétinoscopique des yeux faite sur de pareils malades.

SCLÉROTICO-CHOROÏDITE POSTÉRIEURE.

Comme c'est toujours aux auteurs allemands qu'il faut en revenir quand on veut avoir des détails précis et authentiques sur les questions encore obscures de l'ophthalmologie (en tant qu'observation ophthalmoscopique), nous emprunterons en grande partie au docteur Von Grœfe, de Berlin, qui a publié un excellent article sur ce sujet (*Archiv für ophthalmologie*, t. I, p. 390), ainsi qu'aux notices ophthalmologiques d'Arlt et de Liebreich, à peu près tout ce que l'on sait sur cette maladie. Du reste, tout ce qui a été dit sur la sclérotico-choroïdite postérieure, soit dans la thèse de M. L. de La Calle sur l'ophthalmoscope, soit dans le Traité pratique des maladies de l'œil de W. Mackensie, annoté par MM. Warlomont et Testelin, et dont le dernier fascicule vient de paraître, a été puisé aux mêmes sources; il y a seulement été ajouté tout ce que l'expérience ultérieure de maîtres habiles et de praticiens consommés ont venue apporter de nouveau sur cette matière. Qu'on nous permette, à nous aussi, de venir joindre à ces données les quelques observations que nous avons pu recueillir dans notre pratique personnelle, observations que nous avons cru devoir soumettre au contrôle de l'examen le plus minutieux et de l'induction la plus rigoureuse avant de les revêtir de ce caractère qui permet de les présenter comme expression d'un fait constant ou presque toujours constant.

La statistique a prouvé à M. Grœfe que la sclérotico-choroïdite postérieure est le point de départ le plus ordinaire des altérations qu'on rencontre dans les yeux des personnes atteintes d'amaurose. Sur 1000 cas, cette altération a pu être constatée 420 fois. Pour peu qu'elle soit développée, cette maladie produit toujours, d'après cet auteur, une modification *de l'œil semblable à celle qu'on observe dans la myopie*; neuf fois sur dix on en rencontre les symptômes chez les individus très-myopes.

« La myopie, dit M. L. de La Calle, dépend d'une augmentation de l'axe antéro-postérieur et non pas d'un changement dans la réfrangibilité du corps vitré, comme le pensait auparavant M. de Grœfe; car les recherches nécroscopiques qu'il a faites ne lui ont pas donné, sous ce rapport, de différence notable entre les yeux atteints de cette maladie et les yeux normaux. L'augmentation de l'axe antéro-postérieur du globe oculaire est due à la présence d'une dilatation développée au niveau de l'extrémité postérieure de cet axe et du côté externe du nerf optique, dilatation plus ou moins considérable, que l'on peut voir sur le vivant, quand elle est assez volumineuse, en le faisant regarder le plus possible en dedans : par ce moyen, on met à découvert la partie de cette dilatation qui empiète sur le côté externe du globe de l'œil. Dans ces cas extrêmes.

le globe se trouve à l'étroit dans la cavité orbitaire, et ne peut exécuter qu'avec une grande difficulté des mouvements de latéralité; quelquefois il en résulte un strabisme léger. »

Diagnostic ophthalmoscopique. — Le point principal sur lequel M. Grœfe conseille à l'observateur de porter son attention est la papille du nerf optique. Au bord externe de cette papille on voit une image blanche produite par une plaque provenant de la sclérotique mise à nu en cet endroit (comme nous l'avons déjà signalé à propos de la choroïdite), et qui se manifeste à l'œil du praticien à travers la rétine transparente. Cette plaque varie en dimensions suivant l'intensité de la maladie. Au début, elle est très-légère et si minime qu'elle échappe souvent à un examen même assez sérieux. Pourtant, si le médecin se tient sur ses gardes, il pourra constater que la papille optique ne lui apparaît pas avec les dimensions ordinaires et son contour net et tranché. Quelquefois ce sera la forme d'une ellipse allongée que l'on percevra, et alors, dans ce cas, la partie ovoïde de l'ellipse qui correspond à la partie externe du nerf optique est formée par la plaque commençante. D'autres fois la papille lui paraîtra plus volumineuse qu'à l'état normal, et les contours en seront déchiquetés, dentelés. Ce n'est là qu'une illusion optique que l'attention aidée de la réflexion permet bientôt de s'expliquer. Au milieu on voit la papille optique avec sa forme et ses dimensions naturelles, et tout autour un cercle homocentrique plus ou moins régulier (affectant pourtant une teinte blanche et plus brillante), qu'une observation superficielle a fait confondre avec la papille. C'est ce cercle extérieur irrégulier qui est l'altération anatomo-pathologique de la sclérotico-choroïdite. Nous n'en finirions pas si nous voulions énumérer et décrire les diverses formes qu'affecte la plaque blanche à mesure que la maladie se développe. Ce qu'il est utile que le praticien sache, c'est que la surface blanche augmente en raison de l'intensité de la maladie, de sorte que le bord externe s'éloigne de l'insertion du nerf optique qui a été le point de départ de l'altération, et que l'ensemble de l'image se modifie en raison des progrès que fait le trouble pathologique qui attaque la choroïde.

Un fait des plus curieux est la manière dont se comporte le pigment. « Lorsque la figure blanche n'est que faiblement développée, il manque d'ordinaire totalement en dedans des limites de celle-ci; mais il se trouve alors amassé le long du bord extérieur du croissant en quantité bien plus considérable que dans le reste du fond de l'œil. On pourrait croire que son amoncellement à cette place provient de ce qu'il a été repoussé peu à peu par le développement de la figure blanche; il n'est même pas rare d'apercevoir une bande brune bien marquée qui entoure cette dernière. Lorsque la figure a pris une très-grande extension, il est fort rare qu'elle soit, dans toute son étendue, dénuée de toute trace de pigment anormalement développé. On voit bien plutôt que le reflet blanc en est interrompu à certaines places par des taches brunes ou noires et des figures irrégulières de tout genre au-dessus desquelles les vaisseaux rétiniens suivent leur parcours accoutumé. C'est ce qui arrive particulièrement au pôle postérieur du globe oculaire ainsi qu'à tous les promontoires qui font saillie entre les échancrures du bord de la figure blanche. » (Grœfe. *Archiv für ophthalmologie* : trad. par Liebreich in Mackenzie.

D'habitude la rétine ne présente rien d'anormal; quelquefois cependant on y constate, soit dans la partie située au-dessus de la plaque blanche, soit dans le reste de la membrane, des taches petites, grisâtres, faciles à distinguer des taches blanches qui sont le fait de l'altération spéciale à la sclérotico-choroïdite, en ce qu'elles renvoient la lumière d'une manière bien moins intense, et par le mode dont les vaisseaux rétiniens se comportent à leur égard. (Ces vaisseaux, en effet, passent au-devant de ces taches). La choroïde, au contraire, même dans les parties environnantes, n'est jamais à l'état physiologique, et on peut y observer tout au moins une différence qui n'est pas naturelle dans l'éclat lumineux des canaux vasculaires ou des espaces intervasculaires. Les premiers, en effet, paraissent d'un rouge vif: les seconds sont d'une teinte foncée bleuâtre ou même violette. A travers cette membrane, on remarque aussi un certain reflet d'une lumière vive. Ces divers phénomènes doivent être rapportés à cette altération dont nous avons parlé plus haut, et que les auteurs allemands ont désignée sous le nom de *macération du pigment*.

D'après les observations qu'il a été permis de recueillir et les nécropsies relativement rares (vu le nombre considérable d'individus atteints de cette maladie) que la science possède jusqu'à ce jour, on peut cependant présenter un tableau assez complet du début, de la marche, des progrès et des complications qui peuvent survenir dans le cours de la sclérotico-choroïdite postérieure.

Et d'abord c'est la choroïde qui va être le théâtre de la lésion pathologique. Au début, c'est un dépôt d'une couche mince d'exsudations sur la face interne de cette membrane. Cette couche exsudative, de forme et de grandeur variables, occupe d'abord un espace nettement limité. Elle embrasse ordinairement sous la forme d'un croissant la partie extérieure et parfois la partie extéro-inférieure de la papille optique. Dans beaucoup d'autres cas, sa largeur est double de celle du nerf optique et quelquefois plus grande encore. Les parties qui sont le siége des exsudats deviennent alors jaunâtres par suite *de l'imbibition* du stroma ; on peut percevoir encore quelques vaisseaux çà et là ainsi que les bigarrures produites par un reste de *pigmentum* qui n'a pas totalement disparu. Avec la marche de la maladie, la tache s'éclaircit de plus en plus, et de jaunâtre elle devient blanchâtre, nacrée avec les reflets irisés que cette substance présente. On constate en même temps, aux environs des taches blanchâtres, cette espèce de refoulement, de rétrogradation du *pigmentum* qui semble n'avoir évacué la place qu'il occupait sur la plaque maintenant blanche, que pour aller se concentrer sur les limites qui la bornent et constituer ainsi des lignes, de petites taches étroites et noires. Le travail pathologique, s'il vient à être suspendu dans sa marche envahissante pour récidiver ensuite, amène des modalités anatomiques curieuses et intéressantes. C'est d'abord un arrêt qui atteint l'altération, le contour se régularise, la courbe se prononce et se fonce, et les bords se chargent de *pigmentum*. Si la maladie reprend avec une nouvelle intensité, la circonférence de la plaque blanche commence à se déchiqueter, à se denteler, la coloration devient plus brunâtre, et il y a une augmentation sensible dans les dimensions de la plaque. Enfin ce sont de nouvelles combinaisons des phénomènes déjà mentionnés, ou bien c'est le même tableau que nous avons tracé plus haut qui se déroule aux yeux de l'observateur avec toutes ses phases et toutes ses variétés, permettant de surprendre et d'étudier l'évolution de la maladie dans ses manifestations les plus délicates et les plus complexes.

Symptômes subjectifs. — Le phénomène le plus ordinaire qui accompagne la sclérotico-choroïdite postérieure est une myopie soit récente, soit préexistante à l'invasion de la maladie, myopie qui s'accroît avec le temps. Plus tard le myope s'aperçoit que les verres concaves ne peuvent apporter à sa vue les modifications favorables qu'il en recevait d'ordinaire. Chez quelques-uns, l'usage des verres concaves amène de la kopiopie, de la photopsie. La photophobie est bientôt la conséquence d'un pareil état de choses, et nous retrouvons ici la même collection de phénomènes que nous avons observés à propos de la choroïdite.

Il y a gêne de la vision, myodepsie par suite de l'état des parties de la rétine qui, privées de *pigmentum*, ne tardent pas à s'anesthésier, chropsie, etc., etc.

Diagnostic différentiel. — Il est bon nombre de symptômes objectifs de la sclérotico-choroïdite qui pourraient être confondus avec des phénomènes que l'on remarque dans d'autres maladies, et qui, au premier abord, semblent être identiques. La couleur blanche éclatante de la tache qui constitue l'altération principale de la maladie qui nous occupe simule à s'y méprendre une partie saillante. Il importe que le praticien sache que ce n'est là qu'une fausse sensation.

Dans l'examen ophthalmoscopique du fond de l'œil, toutes les parties blanches ou éclatantes semblent être en relief, tandis que celles qui affectent une couleur sombre semblent déprimées et excavées. MM. Jæger, Desmarres et d'autres praticiens des plus habiles ont commis au début cette méprise qui, du reste, est commune à tous ceux qui font leurs premiers pas dans l'exploration ophthalmoscopique de l'œil. Pourtant il est des cas, et c'est ici qu'interviennent utilement les connaissances positives que l'on acquiert par un long maniement de l'appareil, il est des cas, dis-je, dans lesquels c'est bien réellement à des exsudations qui font relief que l'on a affaire. Il importe que le praticien soit bien fixé à cet égard, et qu'il s'entoure de toutes les précautions nécessaires pour préciser son diagnostic.

Nous avons dit plus haut que les limites de la tache affectent une couleur noire causée par le trop-plein des cellules pigmentaires. Comme ces lignes noires pourraient être confondues avec celles qui constituent le bord de la papille optique normale, et que souvent on confond aussi cette papille avec la plaque blanche qui l'entoure, il est utile d'observer attentivement les vaisseaux de la rétine et d'étudier leurs rapports avec la tache blanche. En effet, ils passent au-dessus de celle-ci, et ils sont si marqués et si tranchés sur le fond blanc constitué par la sclérotique, qu'on pourrait croire de prime abord à une hypérémie de la rétine ou de la papille elle-même; mais, pour peu qu'on examine, on verra que, d'un autre côté, ils sont si peu évidents sur la couleur rougeâtre qu'offrent les autres parties de l'œil où la choroïde subsiste, qu'on les croirait coupés ou perdus dans le tissu des membranes au niveau de la circonférence de la plaque.

Complications. — Voici, d'après Von Græfe, les complications que présente ultérieurement la maladie :

1° Opacités du corps vitré dans la moitié des cas environ. Les opacités existent assez constamment dans le degré élevé de l'affection, et, par le déplacement qu'elles subissent, elles indiquent le ramollissement du corps vitré.

2° Hydropisie rétinienne. (Cette maladie serait relativement rare.)

3° Opacité au pôle postérieur du cristallin (*cataracte capsulaire centrale postérieure*) qu'on reconnaît, dans l'examen ophthalmoscopique, par une opacité tachetée paraissant dépendre, dans les mouvements de l'œil, de la réflexion de la cornée.

L'*essence* du mal, ajoute cet auteur, réside, selon toute probabilité, *dans un processus inflammatoire chronique de la choroïde* ; et comme les modifications morbides existent dans la partie postérieure de cette membrane en même temps que dans celle *de la sclérotique*, c'est pour cela qu'on a cru devoir lui donner, et dans un but pratique, le nom de sclérotico-choroïdite postérieure.

Dans la seconde partie de notre travail, celle où nous donnerons les observations sur lesquelles nous avons étayé les différentes opinions émises dans ce mémoire, nous mentionnerons les nécropsies et les études microscopiques qui ont été faites sur les yeux d'individus atteints de cette maladie.

Diagnostic phosphénien. Identique à celui de la choroïdite. Utile au début de la maladie vu qu'il permet de savoir quel est le degré de vitalité de la rétine, et si le pronostic qui doit se baser sur la connaissance exacte de l'état de la maladie doit être plus ou moins réservé.

Ce mode d'exploration est quelquefois infidèle. En effet, tant que l'altération se borne à occuper les pourtours de la papille optique, comme elle réside dans le centimètre qui échappe au doigt explorateur, elle ne peut éclairer la question; mais plus tard le défaut de sensation lumineuse dans différents points accessibles à l'interrogation rétinoscopique ne permet pas de se méprendre un seul instant sur le degré de vitalité de la partie de la membrane que l'on examine. L'emploi de ce mode d'examen combiné avec celui du miroir oculaire permettra de reconnaître la maladie dès le début, ce qui est très-heureux car on peut alors en enrayer la marche et s'opposer à ses envahissements; tandis que, négligée, elle fait des progrès incessants et s'aggrave à tel point que bientôt il n'y a plus rien à espérer même de la part du traitement le plus énergique et le plus rationnel qui puisse être employé.

Ici se termine notre courte ébauche sur le diagnostic des lésions profondes de l'œil au moyen de l'ophthalmoscope et des phosphènes. Le sujet était fécond et vaste, mais nos forces et notre expérience étaient loin d'être en rapport avec la nature de la tâche que nous nous étions imposée. Nous avons consigné ici le résultat tant des travaux des auteurs qui ont écrit sur la matière que celui des recherches et des observations que nous avons colligées depuis 1854, époque à laquelle nous avons fait nos premières armes à l'école de notre savant ami M. Anagnostakis. Maintenant il nous reste à présenter les observations qui ont servi de base à notre travail ; elles sont beaucoup trop nombreuses pour trouver place ici. Aussi nous ne citerons que celles qui, par la régularité de leurs manifestations anatomiques, par la réunion des symptômes observés, par l'originalité et par la singularité des phénomènes perçus et des modalités pathologiques soigneusement constatées (1), nous ont paru mériter de servir tout à la fois de preuve et de complément à notre mémoire.

OBSERVATIONS.

> Les faits bien observés sont aujourd'hui, dans l'ordre intellectuel, la seule puissance en crédit.
>
> (GUIZOT.)

Les observations qui vont faire le complément de cette étude sont de deux sortes :

Les unes sont le résultat de notre observation personnelle, et, comme je l'ai dit plus haut, la plupart ont été suivies jour par jour avec la plus scrupuleuse attention.

Les autres seront empruntées aux auteurs allemands. Elles ont trait à des altérations qu'il ne m'a pas été encore possible de rencontrer sur le vivant dans le domaine de ma pratique personnelle, telles que la présence d'ento-

---

(1) Presque toutes les altérations qui ont été observées dans les différents cas que nous avons recueillis ont été suivies par nous jour par jour et reproduites chaque fois par le dessin ou par l'aquarelle, suivant que l'un ou l'autre de ces modes de représentation nous paraissait devoir faire mieux saisir la nature de la lésion. La seconde planche, du reste, de ce mémoire, reproduit les altérations principales, celles, en un mot, qui peuvent être considérées comme le type et l'élément de toutes les variétés sans nombre que l'on découvre par l'observation de l'œil sur le vivant à l'aide de l'ophthalmoscope

zoaires dans les profondeurs de l'œil. Enfin, nous citerons en dernier lieu des nécropsies puisées à la même source. L'étude des altérations cadavériques rencontrées dans les maladies oculaires, par exemple, dans la scléroticochoroïdite postérieure, nous permettra d'avoir des données plus précises et plus arrêtées sur des modalités pathologiques qui, n'entraînant jamais la mort par elles-mêmes, sont par conséquent assez rares à rencontrer dans la pratique civile, et ne peuvent être étudiées sous ce point de vue que par des praticiens auxquels une riche clinique permet assez souvent ce genre d'expérimentations et de recherches.

Nous allons citer ces observations sans adopter à l'avance de plan méthodique. Le seul ordre que nous suivrons sera celui qui nous permettra d'aller du simple au composé. Comme, en effet, il est assez rare qu'une altération se présente seule et que fréquemment elle se trouve compliquée par des altérations des parties voisines ou éloignées de l'organe malade; que souvent la première empiète sur l'autre pour la modifier en partie ou en totalité; que la lésion de même nom peut varier chez deux individus différents au point de demander une description spéciale et particulière, on nous pardonnera d'avoir sacrifié la régularité de la forme, la vaine satisfaction d'une exigence de l'esprit, au désir de rendre claires et surtout intelligibles les descriptions de troubles nouveaux et encore peu connus, et qui demandent, pour être bien présentées, un talent d'exposition que nous sommes loin de posséder. Un peu de pratique de l'observation des yeux à l'aide de l'ophthalmoscope permettra, du reste, de mieux juger les difficultés inhérentes à un pareil genre d'étude, toujours ingrat et laborieux quant au côté descriptif. Heureux si nous avons pu ouvrir la voie aux débutants, et leur faciliter l'observation et l'intelligence des nombreuses modalités pathologiques dont la découverte du miroir oculaire est venue enrichir l'ophthalmologie !

PREMIÈRE OBSERVATION.

Opacité commençante du cristallin ; dissolution de l'humeur vitrée

B....., cuisinier à bord du *Sphynx*, a éprouvé peu à peu un affaiblissement de la vue de l'œil gauche. Il a fait de nombreux excès et a eu plusieurs maladies vénériennes. Cet affaiblissement, qui date de six mois, est aujourd'hui presque complet; il voit les objets très-vaguement et les compare à des ombres.

Examen a l'œil nu. — L'œil est un peu dur au toucher; l'iris a conservé sa couleur normale; la pupille est mobile et libre d'adhérences ; le cristallin, examiné avec la plus grande attention, paraît parfaitement sain.

Examen avec l'ophthalmoscope. — Une petite opacité à la partie inférieure du cristallin qui se dessine en noir sur un fond blanc jaunâtre. L'humeur vitrée est trouble et comme nuageuse, et réfracte parfaitement les rayons lumineux qui lui sont envoyés par le miroir. Évidemment le trouble de cette humeur empêche presque en totalité l'arrivée des rayons lumineux jusqu'à la retine. On voit parfaitement l'ombre portée de la tache cristallinienne en ayant le soin de faire tourner l'œil en divers sens. Durant ces mouvements, l'humeur vitrée fait percevoir à l'œil de l'observateur une sensation de ballottement en totalité, de déplacement uniforme qui a lieu dans sa masse. Évidemment on a affaire ici à une dissolution de l'humeur vitrée avec opacité commençante du cristallin.

DEUXIÈME OBSERVATION.

Hydropisie sous-rétinienne avec atrophie commençante des vaisseaux dans les deux yeux.

La petite Avignon, faubourg Boutonnet, 57, âgée de 10 ans, tempérament scrofuleux, affectée depuis quelque temps de conjonctivite scrofuleuse avec granulations pour laquelle je la soigne, se plaint depuis quelques jours de voir les objets troubles, et accuse une sensation de nuage qui lui masquerait quelquefois ce qu'elle regarde.

10 Mars. Rien d'anormal dans l'œil à l'extérieur.

Examen a l'aide de l'ophthalmoscope. — *OEil droit.*— Cet œil offre manifestement les symptômes d'une hydropisie sous-rétinienne commençante, ce qu'il est facile de diagnostiquer aux tremblotements que subit la rétine décollée dans les divers mouvements que l'on fait subir à l'œil ainsi qu'aux vaisseaux qui suivent les ondulations de la membrane. La poche est de la grosseur d'un gros grain de blé, et offre les reflets blanchâtres que l'on perçoit en pareil cas. Les vaisseaux paraissent exsangues, surtout dans les portions qui se trouvent sur la membrane décollée.

OEil gauche. — La portion de membrane décollée est beaucoup plus étendue et l'état des vaisseaux est à peu près identique.

Diagnostic phosphénien. — Absence du phosphène nasal et du phosphène frontal dans les deux yeux, ce qui vient confirmer le diagnostic déjà porté; car, la partie de membrane décollée se trouvant être le siége d'un commencement d'anesthésie, il est évident qu'elle doit demeurer sourde aux interrogations que le toucher lui adresse.

Je prescris l'huile de foie de morue et la tisane de feuille de noyer. Vésicatoire à chaque bras. Régime tonique.

12 Mars. Pas de changement notable. L'examen ophthalmoscopique donne à peu près le même résultat. (Mêmes prescriptions.)

14 Mars. Légère amélioration. (Séton à la nuque; sirop de Portal le matin.)

5 Avril. Amélioration sensible; la perception des objets commence à être plus nette et plus précise; l'examen ophthalmoscopique fait percevoir une diminution sensible dans la partie de membrane décollée; l'amélioration porte sur les deux yeux. (Continuation du même traitement.)

1er Mai. La vision est revenue presque à l'état normal. L'examen ophthalmoscopique ne permet presque pas de reconnaître les endroits qui ont été le siége de l'altération, si ce n'est par une couleur plus blanchâtre et qui tranche légèrement sur le fond rosé de l'œil; les vaisseaux paraissent être redevenus normaux. Les phosphènes sont revenus, mais bien faibles et bien peu perçus.

15 Mai. Même état. Je perds de vue cet enfant, de manière que je ne puis constater si l'endroit de la rétine qui a été le siége de l'hydropisie a repris tout-à-fait sa couleur et ses fonctions normales, et si les phosphènes qui avaient commencé à réapparaître ont reconquis un degré d'intensité lumineuse égal à celui des autres phosphènes qui ont toujours subsisté.

TROISIÈME OBSERVATION.

Hypérémie rétinienne des deux yeux. — Kératite ponctuée.

(*Observation recueillie à la consultation de M. le Dr* Bertrand.)

M. le Dr Bertrand m'a offert dans sa nombreuse pratique plusieurs cas dans lesquels l'emploi de l'ophthalmoscope est venu rectifier ou confirmer le diagnostic déjà porté. Il s'agit ici d'un négociant italien chez lequel la vision des deux yeux commence à s'altérer assez sensiblement pour pouvoir lui donner quelques inquiétudes. Il a subi depuis environ dix-huit mois une foule de traitements. Le malade est d'un tempérament bilioso-sanguin; il a 40 ans, il est assez pléthorique. La nature de ses occupations l'a obligé à travailler très-souvent le soir à la lampe.

A l'examen à l'œil nu, les yeux ne présentent rien d'anormal : pupille, iris sains.

Examen à l'aide de l'ophthalmoscope.— *OEil droit.* — Le fond de la rétine est le siége d'une vaste injection des vaisseaux; quelques-uns sont dilatés et paraissent comme variqueux, ce que l'on constate à quelques renflements qu'ils présentent dans leur parcours. En outre, on aperçoit une foule de ramifications vasculaires très-ténues qui donnent à la retine un aspect réticulé particulier.

OEil gauche. — Même état. L'injection est seulement plus forte, les arborisations artérielles et veineuses sont beaucoup plus développées, et le calibre des vaisseaux a considérablement augmenté.

En employant l'éclairage latéral conseillé par Liebreich, on aperçoit sur la cornée de très-petites taches qui avaient échappé à l'exploration directe et à l'emploi du miroir oculaire.

M. le Dr Bertrand conseille un traitement antiphlogistique associé à l'emploi des purgatifs. Je n'ai pu revoir ce malade, mais j'ai appris que l'amélioration n'avait pas tardé à suivre l'emploi du mode thérapeutique ordonné : deux mois après, le malade avait recouvré presque complètement l'usage de ses deux yeux.

QUATRIÈME OBSERVATION.

Atrophie de la papille du nerf optique.

Guillaume, matelot à bord du *Lycurgue*, 35 ans, tempérament lymphatique. Comme antécédents importants à noter, plusieurs maladies vénériennes mal traitées.

Un soir (Décembre 1854), il était à la barre et se dirigeait, comme cela arrive quelquefois en mer, à l'aide d'une étoile, quand il s'aperçut, en fermant l'œil gauche, qu'il n'y voyait plus de l'œil droit. Ma chambre étant à côté du gouvernail, il m'appelle. Je le fis relever de son poste et en profitai pour examiner son œil. Une inspection minutieuse à l'œil nu ne m'y fit rien apercevoir d'anormal. La pupille était seulement assez dilatée. Je procédai donc à l'examen ophthalmoscopique de l'œil, et voici ce que je pus voir.

Examen ophthalmoscopique. — *Œil droit.* — La papille du côté malade est excessivement petite et comme chagrinée à sa surface ; les vaisseaux affectent une courbure considérable : on dirait une petite boule de papier serrée par six fils en guise de rayons. Les vaisseaux étaient notablement diminués de calibre, et on constatait çà et là sur la rétine des taches provenant sans doute d'anciennes hypérémies en partie résorbées.

Œil gauche. — La papille est beaucoup plus grande que du côté malade ; pourtant la disposition affectée par les vaisseaux nous porte à croire que l'altération ne tardera pas à gagner aussi cet œil.

Le malade interrogé pour savoir s'il n'a pas déjà été atteint de perte de la vue, nous assure qu'à plusieurs reprises il avait perdu la vue de cet œil, et que, depuis un an, il s'apercevait bien qu'elle s'affaiblissait, mais qu'il ne savait pas l'avoir perdue tout-à-fait. Il s'était adressé, à cet effet, à Marseille, à des médecins qui, au moyen de sangsues, de ventouses, de vésicatoires, lui avaient fait recouvrer peu à peu la vue : du reste, il n'a pas remarqué si la perte de la vision a eu lieu à la suite des véroles qu'il a contractées.

Ce matelot, en arrivant à Marseille, fut débarqué, de manière qu'il me fut impossible de suivre la marche de l'altération dans l'œil qui était encore à peu près sain.

Il est évident qu'il n'y avait plus d'espoir à conserver pour l'œil droit, surtout à l'époque où je constatai l'altération. Quant à l'œil gauche, par un traitement anti-syphilitique combiné avec l'emploi de quelques révulsifs drastiques administrés suivant l'opportunité des indications, je crois qu'il eût été possible sinon d'enrayer, tout au moins de retarder l'envahissement de la papille qui semblait même être le siége d'un commencement d'atrophie.

CINQUIÈME OBSERVATION.

Hémorrhagie rétinienne. — Concrétion lardacée consécutive intéressant une partie de la papille du nerf optique.

Hadji-Ousi, de Bagdad, 54 ans, pléthorique, tempérament bilioso-sanguin. Passager à bord du *Mentor*, se rendant de Constantinople à Alexandrie.

Le 24 Octobre 1855, à 7 heures du soir, Hadji-Ousi monte sur le pont après le dîner et commande à son domestique de lui apporter son tchibouq. Tout le monde connaît la configuration du tchibouq (pipe turque.) C'est un long tuyau supportant à une extrémité un fourneau, et muni à l'autre d'un bout d'ambre arrondi et mousse mais assez volumineux. Comme la nuit était très-obscure et que le pont n'est jamais éclairé, le domestique, en présentant la pipe à son maître, lui heurte par mégarde l'œil droit avec le bout d'ambre.

Au même instant, douleur très-vive, apparition de cercles lumineux, larmoiement intense. Je suis appelé.

Je constate sur la paupière supérieure une petite ecchymose. Injection prononcée des vaisseaux sous-conjonctivaux. L'iris ne paraît offrir aucune altération dans sa texture ni dans sa couleur; pupille légèrement dilatée et réagissant fort peu sous l'influence de la lumière.

Interrogé sur ce qu'il a ressenti au moment de l'accident, le malade nous répond avoir éprouvé une douleur très-vive avec sentiment de plénitude du globe oculaire. Il a vu des flammes et ensuite un brouillard rouge au travers desquels il distingue les objets. C'est là du moins ce que nous pouvons saisir dans la traduction en mauvais italien que nous donne un interprète qui se trouvait à bord. La vision est sensiblement diminuée; douleurs lancinantes, sensation de battement.

Applications froides sur l'œil. Le malade venant de manger, j'ajourne tout traitement, remettant au lendemain un examen plus approfondi destiné à m'éclairer sur la nature des lésions internes qui peuvent exister dans l'œil blessé, et à asseoir mon traitement sur des bases certaines. Les symptômes subjectifs qu'a présentés le malade nous portent, du reste, à croire que nous avons affaire ici à une hémorrhagie rétinienne.

Examen ophthalmoscopique. — Les vaisseaux rétiniens sont le siége d'une injection très-prononcée, surtout ceux qui rampent au côté interne. (Le coup avait été donné de bas en haut et de dehors en dedans). Çà et là on aperçoit quelques ecchymoses rougeâtres, espèce de suffusion sanguine qui dérobe l'aspect d'une partie du trajet des vaisseaux. Une partie de la papille du nerf optique se trouve occupée par l'épanchement sanguin. Cet épanchement forme sur la rétine des taches irrégulières; on voit que l'hémorrhagie n'a été que partielle. Purgatif salin (sulfate de soude 45 grammes).

N'ayant pas de sangsues en mer en ce moment-là, j'applique quatre ventouses scarifiées sur la tempe du côté de l'œil malade. J'ai le soin, par des lotions chaudes et par la réapplication des ventouses, de retirer la plus grande quantité de sang possible. (Compresses froides sur l'œil. Pédiluve sinapisé. Bouillon d'herbes). Le soir, il y avait amélioration notable.

Le lendemain, 26, j'examine de nouveau l'œil à l'aide de l'ophthalmoscope. L'injection des vaisseaux a légèrement diminué; les taches de la rétine paraissent moins concrètes. (Légère alimentation, pédiluve, lavement huileux.)

27. La rétine se dépouille; les taches s'amoindrissent, et, au lieu d'offrir un reflet noirâtre, donnent la sensation d'un reflet plus mat et plus brillant. La résorption paraît s'emparer du sang épanché; seule, la tache du bord de la papille persiste; la douleur a disparu; la vision est encore trouble et il y a scotomie. (Pédiluve sinapisé avant chaque repas. Large ventouse scarifiée derrière la nuque.)

28. Amélioration notable dans l'étendue des taches; l'épanchement se résorbe de plus en plus; la tache du nerf persiste encore et commence à offrir une surface comme mamelonnée, ainsi qu'il devient facile de s'en

convaincre par les jeux d'ombre et de lumière qu'affecte la tache.

29, 30. A peu près le même état; la tache du nerf s'organise en caillot.

1, 2 Décembre. Les taches hémorrhagiques ont presque complètement disparu; les vaisseaux sont libres et on en suit parfaitement les ondulations; la tache sur le nerf persiste encore, tout porte à penser que c'est de la lymphe plastique qui n'a pu être résorbée. Il y a scotomie. J'insiste en vain sur les pilules aloétiques et sur les révulsifs aux extrémités inférieures; la tache persiste toujours; je pense que c'est un coagulum bien organisé. Tous les objets que le malade regarde avec cet œil offrent à leur centre une grosse tache noirâtre qu'il compare à un nuage. Les formes des objets aux environs de la tache sont vagues et indécises.

Nous sommes arrivés à destination, et je laisse à regret à terre ce malade sur lequel j'aurais voulu poursuivre l'étude d'une lésion au début de laquelle j'avais assisté, et dont j'avais suivi jour par jour toutes les phases l'ophthalmoscope et le pinceau à la main. Il aurait été curieux de voir si la suite du travail réparateur de la nature aurait amené des modifications dans le caillot organisé sur la papille, et si à la longue il aurait pu être entièrement résorbé.

SIXIÈME OBSERVATION.

(*Salle St-Côme, n° 28. — Service de M. le Profr Bouisson.*)

Diagnostic du Professeur. — Cataracte traumatique et amaurose avancée.

Diagnostic ophthalmoscopique du Dr Barre. — Cataracte traumatique de l'œil gauche. — Sclérotico-choroïdite postérieure avec développement anormal du pigment dans la rétine et atrophie commençante du nerf optique de l'œil droit.

Caujolle, 25e régiment de ligne, tempérament lymphatique.

Le 22 Mars 1857, en jouant avec l'un de ses camarades, il reçut dans l'œil gauche un coup de la boucle qui est à l'extrémité d'un col d'uniforme; il y eut deux trous à la cornée qui offre aujourd'hui (24 Juin 1857) deux cicatrices. La douleur fut très-vive et dura environ quinze jours; le larmoiement fut aussi très-abondant et se continua pendant trois semaines. « Mon œil coulait extrêmement dit le malade, et je fus fort étonné quand un de mes camarades me dit qu'il était tout blanc, car jusque-là je n'avais pas eu l'idée de me regarder à une glace. » Ce militaire ne se rappelle pas avoir jamais eu de maladie des yeux. Avant l'accident, il dit avoir eu une fraîcheur, mais pourtant la vue était faible de l'œil gauche comme de l'œil droit, et cette amblyopie remontait à dix-huit mois. En outre, le malade avait aussi de la myodepsie et un violent mal de tête autour des tempes; actuellement il y a de la myopie, et, quand il a lu un moment, il y a kopiopie, kroupsie et puis perte de la vision.

Il a été traité à Rome par la pommade au nitrate d'argent, le collyre opiacé: dix sangsues aux tempes après l'accident.

Les sangsues, au dire du malade, auraient beaucoup coulé. A l'hôpital d'Arles, on lui aurait mis d'une pommade pour dilater l'œil. Ce sont là tous les renseignements que peut nous fournir le malade sur les traitements antérieurs qu'il a subis avant son entrée à l'hôpital.

A l'hôpital St-Éloi, on a usé de frictions belladonées, de vapeurs ammoniacales dirigées dans l'œil cataracté, et de vésicatoires sur la tempe de ce côté.

EXAMEN LE 24 JUIN 1857.

L'examen de l'œil gauche à l'œil nu fait nettement reconnaître une cataracte traumatique affectant une couleur blanche distincte.

L'examen de l'œil droit à l'œil nu ne permet de constater rien d'anormal; la pupille est un peu plus dilatée qu'à l'état normal; l'iris est sain et les milieux de l'œil semblent parfaitement transparents.

Examen phosphénien. — *OEil droit.* — Phosphènes nuls.

OEil gauche. — Persistance des phosphènes que nous avons appelés mineurs (jugal et frontal), mais dans un degré d'intensité très-faible.

Examen ophthalmoscopique. — *OEil droit.* — Le cristallin est légèrement ambré; et quoique sa transparence en soit un peu diminuée, on peut cependant distinguer au travers les lésions remarquables qui siégent sur la rétine. En effet, un examen attentif permet de reconnaître sur cette membrane une certaine quantité de taches noires, irrégulières, tranchant, par leur nuance très-accusée, sur le fond rougeâtre que présente le fond de l'œil.

La papille optique est altérée; elle a subi un commencement d'atrophie; on constate sur un de ses bords une tache blanche, luisante, nacrée, parfaitement distincte de la papille elle-même, et constituée par la sclérotique qui se laisse percevoir à travers la choroïde privée en cet endroit de son pigment. Cette plaque blanche est bornée à sa partie externe (celle qui n'adhère pas à la papille) par une ligne noire accusée plus fortement que le fond noirâtre sur lequel elle siége.

Les vaisseaux sont pâles, minces et comme exsangues, et on peut difficilement les suivre dans leur profondeur.

Évidemment nous avons affaire ici à une scléroticochoroïdite postérieure avec développement anormal du pigment dans la rétine et atrophie commençante du nerf optique.

OEil gauche. — A l'aide de l'éclairage latéral nous percevons parfaitement le cristallin blanchâtre et considérablement épaissi, au point qu'il ne permet à aucun rayon lumineux de le traverser. Probablement que cet œil, d'après l'amblyopie accusée par le malade avant l'accident, est aussi le siége d'altérations de même nature que celles que nous avons perçues dans son congénère.

SEPTIÈME OBSERVATION.

(*Salle St-Côme, no . — Service de M. le Profr* ***Bouisson.***)

Diagnostic du ***Professeur.*** — Amaurose torpide.

Diagnostic ophthalmoscopique du ***Dr*** *Barre.* — Atrophie du nerf optique des deux côtés.

Puig (Philippe), peintre en miniature, tempérament lymphatico-nerveux; 24 ans.

Ce malade, en Mai 1856, a éprouvé une sensation morale très-forte. Son compagnon de voyage le réveille la nuit en lui mettant sur la gorge un pistolet chargé. C'est à cette cause qu'il attribue l'origine de l'altération visuelle qui lui est arrivée. Il était alors en Espagne. Trois mois après, aux îles Baléares, après un dîner copieux, il a eu la langue comme paralysée. Il ne pouvait s'exprimer qu'avec la plus grande peine et en bredouillant. Il est resté trois heures dans cet état, et n'a recouvré l'usage de la parole qu'au moyen d'ablutions froides sur le front répétées pendant tout ce temps. Quinze jours après, sans cause apparente, il a été saisi d'un tremblement nerveux général qui affectait surtout les bras. La tête était lourde, cependant la vision se conservait toujours dans son intégrité. Dix-huit ou vingt jours après, de retour en France, il fut atteint d'une diplopie des deux côtés; les personnes qui le virent lui firent remarquer qu'il louchait. Il resta deux jours dans cet état: au bout de ce temps, il perdit totalement la vue, dans la nuit probablement, car, le matin en se levant, il s'aperçut qu'il n'avait qu'une sensation confuse de la lumière. Il distinguait seulement une ombre vague produite par les corps qui lui passaient devant les yeux. Peu à peu il arriva à perdre totalement la sensation de la lumière, au point de ne pouvoir plus se conduire, ce qu'il faisait jusqu'à ce moment-là. Il n'a jamais souffert, mais a eu constamment la sensation d'*ombres chinoises*, pour me servir de l'expression du malade, *qui lui tournoyaient devant les yeux*.

Il est entré à l'hôpital St-Éloi il y a trois mois environ, et une foule de traitements ont été essayés sur lui sans succès. (Strychnine, vésicatoires sur le front, sangsues, ventouses, une foule de pilules et pommades pour frictions, etc., etc.)

Le 30 Mars 1857, je l'examine à l'œil nu, et voici ce que je constate. La pupille est largement dilatée dans les deux yeux; les milieux sont parfaitement transparents; l'iris n'est nullement déformé : tout, à l'exception de la mydriase, paraît être à l'état normal. La démarche de l'individu est celle qu'affectent d'habitude les amaurotiques.

Examen phosphénien. — *OEil droit.* — Cet œil répond négativement à toutes les interrogations rétinoscopiques qu'on lui adresse.

OEil gauche. — L'œil gauche accuse l'existence des deux phosphènes mineurs (nasal et frontal), mais dans un état d'atténuation tel, que ce n'est qu'après une pression soigneuse et surtout répétée de ma part, et après une attention soutenue de la part du malade, que j'arrive à constater leur manifestation, mais leur manifestation à l'état rudimentaire.

Examen ophthalmoscopique. — *OEil droit.* — La première sensation que l'on perçoit est celle d'une lueur rouge uniforme, confuse; on ne voit absolument rien au fond de l'œil, ni vaisseaux, ni papille. L'examen le plus minutieux ne permet pas d'en découvrir de vestiges; j'ai beau faire porter l'œil du malade en tous les sens, je ne puis arriver à constater la présence de ces organes.

OEil gauche. — L'œil gauche présente une altération un peu moins avancée. Avec l'attention la plus soutenue, on parvient à saisir quelques lignes noirâtres partant d'un centre légèrement ombiliqué, dernier vestige de la papille optique, et s'arrêtant brusquement presque après leur origine. La rétine de ce côté offre de grands exsudats blanchâtres qui sont peut-être le vestige d'anciennes hémorrhagies qui ont laissé après elles un caillot organisé.

Nous concluons à une atrophie de la papille optique des deux côtés.

Ce malade, excellent artiste, voyant que le traitement qu'on lui faisait suivre à l'hôpital St-Éloi n'apportait aucune modification favorable à son état, voulut savoir ce que je pensais sur la maladie dont il était porteur. Je lui fis part de la crainte que j'avais que sa vue ne fût perdue sans retour. Pour mieux fixer ses doutes et comme il voulait aller à Paris, je lui conseillai de s'adresser à M. Desmarres, dont j'ai long-temps suivi les leçons, en le priant de m'écrire quel serait le diagnostic que porterait mon très-honoré maître sur la lésion soumise à son examen. Quinze jours après, je recevais de Puig une lettre dont voici un extrait :

« Monsieur le Docteur,

» Suivant votre conseil, je suis allé au dispensaire de M. Desmarres me présenter à la consultation. Il m'a examiné avec l'ophthalmoscope; je pense que c'est le même instrument avec lequel vous aviez examiné déjà mes yeux à Montpellier, et voici le nom de la maladie qu'il m'a dit que j'avais : atrophie du nerf optique des deux yeux, etc. »

HUITIÈME OBSERVATION.

Kératite ponctuée. — Taches cristalliniennes. — Hémorrhagie rétinienne des deux yeux. — Conjonctivite panniforme (1).

M. L..... se présente chez moi atteint de conjonctivite panniforme de l'œil gauche. L'organe est rouge et vive-

(1) Cette observation est extraite de la *Revue thérapeutique du Midi*, tom. XI, n° 7, où je l'ai publiée à propos d'une conjonctivite panniforme dont était atteint le malade qui en fait le sujet, conjonctivite qui a été traitée avec succès par le perchlorure de fer.

ment injecté ; les vaisseaux de la partie externe sont très-volumineux, très-engorgés, et affectent la forme triangulaire caractéristique du pannus. La cornée commence à être envahie : quant à la conjonctive palpébrale, elle est le siége d'une phlogose intense. Il y a photophobie et larmoiement. L'œil droit est affecté, mais beaucoup plus légèrement et comme d'une manière sympathique. Le malade accuse, en outre, dans cet œil une diminution sensible de la vision. De l'autre côté, l'énergie visuelle a aussi de beaucoup diminué. Il y a vision des objets comme à travers un brouillard. Le malade dit qu'ils sont *fousqués* (troubles). Il a eu long-temps de la kopiopie.

M. L..... est âgé de 58 ans, d'un tempérament bilioso-sanguin. Il est bien constitué ; il a fait des excès dans sa jeunesse, s'est adonné à la boisson, et a eu, il y a long-temps, plusieurs maladies vénériennes qu'il croit avoir été mal guéries. Depuis quelque temps, le malade se livre à des occupations assez fatigantes qui l'obligent à travailler le soir à la chandelle et qui l'exposent à subir fréquemment des changements de température assez brusques. Il est habituellement constipé et suit un régime très-nourrissant dans lequel la viande et le vin entrent pour une très-grande proportion.

Les deux yeux (à part la conjonctivite) paraissent à l'état normal ; la pupille est très-légèrement dilatée; l'iris conserve sa couleur normale; le cristallin est parfaitement transparent.

Je dilate la pupille au moyen de la solution normale d'atropine, et procède à l'examen.

Examen ophthalmoscopique. — *OEil droit*. — Le cristallin est le siége de trois légères opacités situées en bas et un peu latéralement à la partie externe. Elles affectent la forme de cônes très-étroits et dont la base serait à la circonférence et le sommet au centre. C'est là évidemment le début d'une cataracte que l'examen le plus minutieux à l'œil nu même armé de la loupe n'avait pu me déceler.

J'adapte mon œil pour l'examen de la rétine, et je constate que cette membrane est le siége d'un vaste épanchement sanguin situé à la partie inférieure de la rétine. Tout-à-fait en bas et tout près de l'*ora-serrata*, il me semble apercevoir un léger épanchement sous-rétinien au début. Ce qui m'induit à le supposer, c'est que l'endroit est fortement éclairé, et que la lumière finit en mourant, comme elle se comporte quand elle se projette sur les surfaces courbes.

OEil gauche. — L'éclairage latéral de cet œil me permet de constater sur la cornée de petits points noirs très-fins que je n'avais pu apercevoir à l'œil nu.

L'examen de la rétine me décèle une hémorrhagie rétinienne bien moins étendue que celle du côté opposé ; seulement l'épanchement sous-rétinien est plus manifeste que celui du côté droit : c'est ce qui explique la vision nuageuse des objets accusés par le malade.

M. L..... a eu des sangsues à l'anus ; il a usé vainement d'une foule innombrable de collyres ; il a pris des purgatifs, des poudres, des pédiluves, etc..... Depuis quelque temps il a cessé tout traitement.

25 Février (jour de l'examen ophthalmoscopique). Saignée du bras de 300 grammes ; bain de pieds sinapisé ; cautérisation de la conjonctive des deux yeux au moyen du sulfate de cuivre. Pour le lendemain, eau de Sedlitz.

26. La rougeur conjonctivale, la photophobie et le larmoiement ont diminué.

Le malade a eu des selles copieuses. (Pédiluve sinapisé matin et soir.)

Poudre de calomel..... 4 gr.
Magnésie calcinée...... 6 gr. } pour 20 paquets.
Rhubarbe en poudre... 4 gr.

A prendre un tous les matins.

Le 27, à peu près même état. Nouvelle cautérisation. (Régime herbacé : pas de vin. Pédiluves.) La rougeur conjonctivale panniforme persiste.

Le 28, l'œil gauche s'améliore notablement ; le retour de la vision y est sensible. (Quatre sangsues aux tempes.) Persistance de la conjonctivite panniforme à l'œil droit.

1er Mars. Instillation de 3 gouttes de la solution normale de perchlorure de fer de M. Follin. Violente douleur, sentiment d'urtication.

2. La rougeur conjonctivale et l'injection des vaisseaux ont diminué d'une manière notable.

Examen ophthalmoscopique.— *OEil droit.*— L'épanchement sanguin est en partie résorbé et se borne à quelques taches roussâtres qu'on aperçoit disséminées çà et là sur la rétine. Les recherches les plus minutieuses ne me permettent pas de saisir le moindre vestige de l'épanchement que j'avais constaté dès le début.

OEil gauche. — L'hémorrhagie rétinienne de ce côté a presque totalement disparu ; l'épanchement qui siégeait au-dessous de la membrane a fait place à une ulcération bien moins intense qu'elle ne l'est à l'état normal. On n'aperçoit pas en cet endroit les bigarrures que la rétine présente à l'état sain.

A partir de ce moment et pour abréger cette observation dont les détails pourraient devenir oiseux, j'instille tous les trois jours trois gouttes de perchlorure, et, au bout de quatre applications, la conjonctive de l'œil affecté a repris son aspect et sa coloration normale; toute photophobie et tout larmoiement ont disparu, et la vision dans les deux yeux s'effectue d'une manière très-satisfaisante eu égard au trouble dont elle avait été précédemment affectée. Je conseille au malade, qui a hâte de reprendre ses occupations habituelles, une série de moyens hygiéniques destinés à combattre le peu de kopiopie qui lui reste, et un traitement dépuratif destiné à balayer les quelques restes syphilitiques dont son économie pourrait être entachée. Depuis ce temps, j'ai revu ce malade : la guérison ne s'est pas démentie.

NEUVIÈME OBSERVATION.

Hémorrhagie rétinienne avec caillots organisés.

Pierre Bernard, zouave, a reçu d'un Russe, au combat de l'Alma, un coup de pierre sur l'œil gauche. Voici comment il raconte son accident : c'était à la fin de l'action; il était occupé à se défendre contre deux Russes qui le serraient de trop près. Il était assez éloigné d'un groupe de tirailleurs; ses munitions étaient épuisées, sa bayonnette tordue, et il n'avait pour se défendre que son fusil de la crosse duquel il se servait en guise de massue tout en faisant le moulinet. Pour en finir, il s'élance sur eux : le premier qui l'attend est renversé; l'autre, pendant ce temps, s'était armé d'une pierre, et à poing fermé lui en avait asséné un violent coup sur l'œil gauche. « Je vis un million de milliards de chandelles, me dit le pittoresque narrateur, mais, pour tant que j'en visse, je vous assure, major, que cela ne m'empêcha pas de gratifier le Moscow susdit d'une torniole qui le guérit pour toujours du mal de dents. »

Je le ramenais en France trois mois après l'accident, pour des *misères*, disait-il. Ces misères se bornaient à un bras amputé, à une grande balafre à travers la cuisse qui avait commencé à lui rétracter le membre, et à la perte de la vision de l'œil gauche.

Je lui proposai de m'occuper en même temps de son œil; il accepta volontiers. Voici ce que je constatai : l'œil paraît normal; la pupille est assez largement dilatée; on n'aperçoit rien de particulier dans le fond de l'organe. Pourtant, avec une grande attention et en usant d'une loupe, le fond de l'œil paraît nuageux, blanchâtre; les teintes se dégradent et se combinent comme s'il y avait des enfoncements et des saillies. L'œil a dû être évidemment le siége d'une altération grave qui a amené à sa suite une profonde désorganisation. La douleur au moment de l'accident a dû être très-vive à en juger par l'expression toute pittoresque dont s'est servi Bernard pour la qualifier. Il s'est contenté de tremper son mouchoir dans l'Alma et de se le mettre sur l'organe souffrant en guise de *tape à l'œil*, nous dit-il. Il n'y a plus vu depuis. L'œil a été long-temps rouge et larmoyant, et, à l'hôpital de Guhlané, où il a été traité, on ne s'amusait pas, nous dit-il, à soigner de *pareils bobos*.

Examen a l'aide de l'ophthalmoscope. — A travers l'humeur vitrée en voie de désorganisation on aperçoit la rétine qui est le siége d'une hémorrhagie énorme qui ne permet pas de saisir le moindre vestige des vaisseaux; tout au plus distingue-t-on çà et là quelques espaces très-petits que l'exsudation plastique n'ait pas envahis. La teinte que l'on perçoit est foncièrement rougeâtre;

pourtant, en faisant arriver un faisceau de lumière intense et en adaptant bien son œil de manière à pouvoir saisir nettement les différentes bosselures que forme l'hémorrhagie, on arrive à percevoir en certains endroits une teinte plus blanche, plus claire, qui est l'indice d'un travail plastique en voie d'organisation. Le sang, en partie résorbé, a laissé à sa place une espèce de *stroma* fibrineux, véritable trame de l'hémorrhagie qui existait en cet endroit qui doit masquer pour toujours la rétine du malade. Du reste, la désorganisation qui se manifeste dans l'humeur vitrée et qui n'est qu'au début aurait amené dans un temps plus ou moins long la perte de la vision de ce côté, de sorte que notre philosophe zouave, à qui j'annonce mon peu d'espoir que son œil lui rende de nouveaux services, s'en console en me disant : *Suffit, major, il me reste encore un quinquet!*

DIXIÈME OBSERVATION.

(*Salle des sous-officiers blessés. — Service de M. le Profr Bouisson.*)

Diagnostic du Professeur. — Amblyopie amaurotique.

Diagnostic ophthalmoscopique du Dr Barre. — Synchisis étincelant de l'œil droit. — Atrophie commençante du nerf optique de l'œil gauche avec trouble de l'humeur vitrée.

M. Z....., sous-officier de douaniers, 38 ans. Peu de renseignements antérieurs sur ce malade. Je ne pus l'observer que quelques heures avant sa sortie de l'hôpital, et n'ai pas reçu la relation de sa maladie qu'il m'avait promis de m'envoyer ; mais comme c'est le seul cas bien constaté de synchisis étincelant que j'aie pu observer à Montpellier, je n'hésite pas un seul instant à le consigner ici.

Examen a l'œil nu. — *Œil droit.* — Rien de remarquable si ce n'est une couleur plus trouble, plus lactescente du fond de l'œil : la pupille est légèrement dilatée; le malade voit fort peu de cet œil ; seulement il accuse la sensation de spectres lumineux.

OEil gauche. — Rien d'important à noter; l'œil n'offre pas la même teinte; la pupille est dans le même état que celle de l'œil droit, et se montre tout aussi peu sensible à l'impression de la lumière.

Examen a l'aide de l'ophthalmoscope. — *OEil droit.* — Le cristallin est transparent au travers et aussi loin que la vue peut s'étendre dans l'humeur vitrée qui paraît être un peu trouble et un peu floconneuse; on aperçoit une foule de petites particules brillantes, très-ténues, de forme et de grandeur diverses, transparentes, remarquables par leur fulguration et leur éclat. A mesure que l'on fait exécuter des mouvements à l'œil qui est observé, ces particules s'élancent en gerbes brillantes, se brisent et se séparent pour retomber en une pluie de feu dont les étincelles affectent quelquefois les nuances les plus délicates et les plus variées du prisme. La richesse du spectacle que l'on a sous les yeux n'a de comparable que ce que l'on appelle le bouquet d'un feu d'artifice. Plus on considère le fond de l'œil en ayant le soin de faire exécuter de temps en temps quelques mouvements, plus le spectacle se diversifie; et si l'on vient aussi à faire varier l'éclat de la lumière que l'on projette dans l'organe, on peut se donner le luxe d'un feu d'artifice en petit tel que la nature ne saurait le reproduire. C'est une pluie de feu qui ruisselle ; c'est un fleuve qui charrie des paillettes brillantes; c'est une mer d'or qui déroule ses flots étincelants. Le malade lui-même a conscience de la scène éclatante dont son œil est le théâtre: et sa rétine, encore sensible aux impressions lumineuses, lui donne la perception de ce spectacle magique.

Œil gauche. — L'humeur vitrée paraît légèrement trouble et comme floconneuse. Peut-être est-ce le commencement de l'altération que nous venons de décrire, ou bien le synchisis existe-t-il déjà d'une manière assez notoire sans qu'il y ait encore formation des cristaux de cholestérine qui donnent lieu aux sensations fulgurantes que nous avons observées dans l'autre œil. J'adapte mon œil pour la vision de la rétine, et j'aperçois une diminution notable du calibre du nerf optique ainsi que de celui des vaisseaux. Pourtant, comme l'état de l'humeur vitrée de l'œil voisin ne nous a pas permis d'observer le nerf optique de ce côté, nous n'osons inférer que l'atrophie ait commencé à gagner la papille. Peut-être que c'est la dimension normale de ce renflement nerveux chez l'individu. Quoi qu'il en soit, nous ne faisons que mentionner le fait sans y insister, nous permettant seulement de faire remarquer que la diminution du calibre des vaisseaux et qu'une certaine teinte blafarde du fond de l'œil qui paraissait manifestement décoloré et comme exsangue (altérations qui ont l'habitude d'accompagner l'atrophie de la papille) semblent donner quelque raison au diagnostic que nous avons porté sur la lésion de l'œil droit du malade soumis à notre observation.

Nous regrettons beaucoup que ce malade, qu'il ne nous a été donné d'observer que fort peu de temps, ait quitté si vite l'hôpital. Il aurait été curieux de savoir si les troubles observés dans l'œil droit étaient, comme nous l'avons dit plus haut, le commencement d'un synchisis étincelant. Et quand ce n'eût été que pour continuer nos observations sur l'affection bien patente et bien facile à constater que l'on percevait dans l'œil gauche tout en contrôlant l'exactitude de ce qui a été dit sur cette ancienne affection, je dois plus que personne regretter de n'avoir pu observer assez à temps le malade que le savant Professeur de clinique dans le service duquel nous avons eu la chance de l'observer n'eût pas hésité, nous n'en doutons pas, à nous conserver encore quelques jours.

ONZIÈME OBSERVATION.

(Salle St-Barthélemy, n° 52.— Service de M. le Profr Bouisson.)

Diagnostic du Professeur. — Amaurose.

Diagnostic ophthalmoscopique du Dr Barre au 28 Mars

Hémorrhagie sous-rétinienne avec caillots organisés. — Dégénérescence graisseuse de la rétine.

Fenouillat (Élie), compagnon maréchal, tempérament bilioso-sanguin, a eu des maladies vénériennes. Voici comment, dans un papier qu'il nous a remis, il raconte lui-même la manière dont l'accident lui est arrivé.

Nous allons le laisser parler lui-même :

« Le 29 Décembre 1855, à 5 heures du matin, j'aperçus tout à coup quelque chose qui me voltigeait devant l'œil : c'était comme une mouche rouge, et cette *tache de sang* a grandi insensiblement, de sorte qu'à midi je ne voyais presque pas. Voici les remèdes que l'on m'ordonna : 6 sangsues derrière l'oreille gauche; se bassiner l'œil à l'eau fraîche additionnée de quelques gouttes d'eau de Cologne.

» Dans quinze jours, je fus guéri radicalement.

» Le 2 Avril, cela m'est encore revenu et m'a duré quatre jours.

» Le 8 Mai, cela m'a duré vingt jours, et cela a passé seul.

» Le 5 Juin, cela m'a repris et a duré quatre jours.

» Le 29 Juin, ça été la dernière fois, et, depuis ce temps il y a eu beaucoup de variation : un jour j'allais mieux, et le lendemain je retombais dans l'obscurité; car, malgré les divers remèdes qui m'ont été ordonnés, je n'ai pu obtenir de guérison complète.

» Voici les remèdes que j'ai faits depuis le 29 Juin, et tout cela n'a servi de rien : pilules dont je ne saurais vous dire le nom, et dont j'ai pris autant que deux pharmaciens pourraient en faire en huit jours, et pas de mieux; frictions avec du baume de Fioraventi; collyre eau de bleuet, de rose et de plantain, et poudre de Dower; autre collyre dans lequel je me souviens seulement qu'il entrait du safran.

» Il faut aussi vous dire que depuis ce temps j'ai eu toujours le mal de tête; il ne m'a pas quitté depuis le mois de Juillet, et, malgré toutes les poudres de quina et autres qu'on m'a ordonnées, on n'a abouti à rien du tout. Auparavant il m'avait été prescrit : pilules d'Anderson; calomélas; une médecine, tout cela pour me purger; 12 sangsues à l'anus, et ma position était toujours la même. Seulement, depuis cette époque, j'ai eu en plus le mal de reins.

» Depuis le 1er Mars, je prends des pilules de fer et de la tisane amère. Il y a deux mois, j'ai été saigné, j'ai eu 8 sangsues aux tempes, deux vésicatoires, deux mouchou de Milan : voilà tout. »

On nous pardonnera d'avoir cité en entier cette longue et diffuse narration; nous tenions, en effet, à prouver combien un diagnostic peu précis peut être préjudiciable au malade. Voyez que de remèdes, quel abus de moyens thérapeutiques les uns plus contradictoires que les autres, et tout cela parce qu'on ne sait pas à quoi s'en tenir sur l'essence de la maladie! Et quel a été le résultat obtenu? Il faut le dire à regret, il a été tout-à-fait négatif! et cela devait être, à moins qu'un hasard heureux n'eût fait rencontrer de prime abord le mode de traitement convenable. Nous aurions voulu revoir ce malade et pouvoir suivre la marche de la maladie; peut-être qu'il nous eût été donné de constater trop tôt, hélas, les déplorables conséquences de ces diverses thérapeutiques. Combien de cas pareils dans lesquels, faute de justesse et de précision dans le diagnostic, le malade a été victime d'un mode d'agir employé dans un but d'amendement ou de guérison !

Examen a l'œil nu. — Rien d'extraordinaire et qui vaille la peine d'être cité. La pupille est assez largement dilatée et réagit très-faiblement sous l'influence de la lumière; les milieux de l'œil sont sains et l'iris normal.

Examen phosphénien. — Les deux phosphènes mineurs persistent, mais leur intensité est des plus faibles.

Examen ophthalmoscopique. — Le fond de l'œil paraît complètement noirâtre; toutefois, en faisant arriver un faisceau lumineux le plus intense possible au fond de l'œil, et en adaptant sa vision pour apercevoir la rétine, on parvient à reconnaître que cette membrane est le siége d'un vaste épanchement sanguin qui paraît remonter à une époque assez éloignée vu le genre d'altérations qu'on y remarque. En effet, on aperçoit, en y apportant la plus grande attention, une foule d'îlots les uns plus foncés que les autres et se touchant presque entre eux de manière à imiter à s'y méprendre une vaste surface couverte par un *plasma* hémorrhagique d'une seule venue. A certains endroits et à mesure que l'on fait tourner l'œil en différents sens, on aperçoit de très-petites taches blanches légèrement élevées au-dessus de la couche épanchée, transparentes et réfléchissant très-fortement la lumière. On croirait que ce sont des perles blanches, nacrées, de différentes grosseurs, répandues d'une manière irrégulière sur la couche organisée. En bas et à gauche, on aperçoit une grande tache blanche, remarquable par sa dimension et son épaisseur, ce qui indique que son origine remonte à une époque assez éloignée. Évidemment que c'est cette tache rouge dont se plaignait le malade, ce nuage coloré qui s'est organisé et qui a subi toutes les transformations pathologiques nécessaires pour arriver à la modalité qui se présente aujourd'hui à notre observation. Pas de traces de vaisseaux, ni de papille malgré toute l'attention que nous apportons à l'examen du malade.

Nous avons soumis ce malade, à diverses reprises, à un examen ophthalmoscopique sérieux, et, chaque fois, il nous a été donné de constater les mêmes altérations sans changements notables. Il est évident que l'on a affaire ici à une hémorrhagie rétinienne avec caillots organisés. Les taches blanches observées seraient-elles la dernière métamorphose du caillot, ou bien constitueraient-elles cette dégénérescence graisseuse de la rétine dont parle le Dr Liebreich dans ses notices ophthalmoscopiques? C'est ce que nous laissons à de plus habiles que nous à décider. Le fait est que le malade est sorti de l'hôpital bientôt après sans que son état eût subi d'amélioration sensible, et que nous avons dû arrêter là nos investigations à son égard.

DOUZIÈME OBSERVATION.

Corps flottants dans l'humeur vitrée. — Hémorrhagie rétinienne de l'œil gauche.

Marie, fille naturelle, 27 ans, jardinière, tempérament lymphatique, a perdu la vision de l'œil gauche depuis deux mois, et cela après avoir porté sur la tête un panier de légumes fort pesant. Cela lui est arrivé déjà une fois, il y a six mois; elle resta vingt-neuf jours à l'hôpital. On lui mettait, dit-elle, des eaux presque noires dans l'œil, et on lui fit prendre des eaux et des pilules pour lui faire revenir son sang. Elle a toujours été mal réglée, et cet état subsiste encore aujourd'hui. Avant de perdre complètement la vue d'un côté, elle a eu la sensation de flammes, d'étincelles qui lui passaient devant les yeux; puis elle a vu les objets comme à travers un brouillard rouge; enfin le brouillard est devenu noirâtre et lui a masqué en partie ce qu'elle regardait, en le lui faisant voir d'abord comme au travers d'un nuage noirâtre.

10 Septembre. Examen a l'œil nu.— L'œil paraît sain; les milieux sont parfaitement transparents; l'iris est légèrement déformé et réagit à l'impression de la lumière.

Examen a l'aide de l'ophthalmoscope. — A travers le cristallin parfaitement transparent, on aperçoit l'humeur vitrée remplie de flocons brunâtres assez ténus et qui montent et descendent suivant les mouvements que l'on imprime à l'œil. A la partie inférieure de la cavité oculaire, on constate une concrétion d'un blanc verdâtre d'apparence assez consistante; elle ne paraît pas tout-à-fait libre et semble adhérer par quelques-uns de ses points au pourtour de l'organe. Il est probable que la malade a eu primitivement un épanchement de sang dans l'humeur vitrée ramollie; que cet épanchement, en partie résorbé, a laissé un stroma fibrineux qui, pendant les mouvements que l'on fait subir à l'œil, ne peut se déplacer, vu l'état d'adhérence de l'une de ses extrémités, et que, par ce fait, il apporte un obstacle mécanique à la vision.

Aussi, bien qu'il nous soit possible d'examiner la rétine, nous apercevons une hémorrhagie qui a son siége au-dessous de cette membrane. Cette hémorrhagie est le fait, sans aucun doute, de l'accident dont nous a parlé la malade, tandis que les corps flottants que nous avons constatés dans l'humeur vitrée remontent au premier accident. (Pilules de Blaud; sirop de Portal; tisane de feuilles de noyer; une grande ventouse derrière la nuque.)

15 Septembre. Rien de changé dans l'aspect intérieur de l'œil. Pas d'amélioration.

20 Septembre. Légère amélioration. On attend les règles. (Deux sangsues de chaque côté des cuisses ; pédiluves sinapisés.)

25 Septembre. Les règles ont paru et l'amélioration a suivi leur apparition. A l'ophthalmoscope on constate une grande diminution de l'hémorrhagie qui siégeait sur la rétine.

Je conseille à la malade la continuation des mêmes moyens, en l'avertissant qu'il est probable que la vision s'accomplira toujours avec quelques difficultés de ce côté, à cause du corps flottant qui se trouve derrière la pupille. (Poudre de rhubarbe et de calomel.)

28 Septembre. La vision est aussi bonne qu'elle peut

l'être. A l'ophthalmoscope on constate la disparition de l'hémorrhagie rétinienne. Les corps flottants semblent avoir diminué en nombre et en volume.

TREIZIÈME OBSERVATION.

Taches hémorrhagiques sur la partie supérieure de la rétine et décollement de la partie inférieure de la même membrane par suite de suffusion sanguine de l'œil gauche.

Cette observation est un exemple remarquable de l'avantage qu'il y a à faire l'interrogation ophthalmoscopique de l'œil, même dans les lésions qui ont semblé les plus rebelles, et du bénéfice que l'on a à retirer d'un traitement institué sur la connaissance certaine de la maladie.

M. X....., menuisier, privé, dès la plus tendre enfance, de l'œil droit par une opacité de la cornée qui lui est survenue à la suite de la petite vérole, me fut adressé par Mme la Supérieure de la Miséricorde. Ce malade a perdu depuis quelque temps la vue de l'œil gauche. L'altération visuelle est survenue peu à peu et a été en augmentant tous les jours. Il a vu quelques médecins de la localité et a suivi plusieurs traitements qui lui ont été conseillés, et cela en vain; la lésion n'en faisait pas moins de remarquables progrès, au point qu'il en était arrivé à supprimer tout traitement et à désespérer de recouvrer la vue.

Sa position malheureuse lui faisait une nécessité de chercher à recouvrer la vue du seul œil qui lui restât; il vint me consulter dans le courant du mois de Mars.

Le malade est menuisier de sa profession; il a 45 ans;

il a le tempérament bilioso-sanguin. Voici ce qu'il nous raconte. Il y a quelques mois, il s'aperçut qu'à 4 heures du soir il n'y voyait presque plus. Il allait travailler à la campagne, de façon qu'il avait beaucoup de peine à s'en revenir le soir. Avec cela, il avait de grands maux de tête et était obligé des s'asseoir plusieurs fois le long de la route, dans l'impossibilité totale où il se trouvait d'aller plus loin, non-seulement à cause des douleurs, mais encore par suite de la perte totale de la vue de ce côté. Cependant il avait des intermittences de mieux à la suite desquelles il reprenait son ouvrage. Mais bientôt il ne tardait pas à rechuter et était obligé de renoncer à son travail. Au début de la maladie, il y voyait double. « Ainsi, me disait-il, je traçais une ligne pour pouvoir scier un morceau de bois, et bientôt j'en voyais deux, de façon que, ne sachant quelle était la véritable, je n'osais continuer. Puis, la vue se troublait et les objets m'étaient cachés en partie. Enfin aujourd'hui je n'y vois presque plus. »

Examen a l'œil nu. — Rien de remarquable; la pupille se dilate convenablement; l'iris est sain et les milieux de l'œil sont parfaitement transparents. Le malade auquel je présente mes doigts à compter n'en peut que percevoir l'ombre confuse, et ne sait en fixer le nombre.

Examen a l'aide de l'ophthalmoscope. — La rétine est le siége d'un épanchement sanguin très-abondant; on aperçoit en bas et un peu à gauche une poche rougeâtre sur laquelle passent les vaisseaux rétiniens, et qui offre un ballottement sensible à mesure que l'on fait exécuter des mouvements à l'œil. Forcés de suivre la rétine dans son décollement, les vaisseaux qui paraissent d'un rouge sombre semblent se diriger vers l'observateur. La partie décollée se trouve limitée en haut par une ligne demi-courbe, oblique de dedans en dehors et s'élevant presque jusqu'à la papille optique. Au-dessus, les vaisseaux présentent quelques renflements, et on aperçoit des taches nombreuses qui donnent à la partie de rétine non décollée un aspect tigré. Çà et là, on aperçoit quelques îlots plus transparents : ce sont là évidemment les seules portions de la membrane qui soient restées saines. Les vaisseaux apparaissent et disparaissent suivant qu'ils sont couverts par les taches hémorrhagiques ou qu'ils passent sur un endroit de la rétine demeuré normal. Nous avons évidemment affaire ici à une hémorrhagie rétinienne avec décollement de la rétine produit par la suffusion sanguine.

10 Mars. (Sulfate de soude 45 grammes; pédiluve sinapisé; bouillon d'herbes.)

12 Mars. Pas d'amélioration sensible. (Deux ventouses scarifiées sur la tempe de l'œil malade; pilules aloétiques; pédiluves sinapisés.)

15 Mars. Légère amélioration. Le brouillard obscur qui empêchait l'acte de la vision semble se dissiper. Ce malade distingue un peu mieux. Les objets qui auparavant ne se manifestaient à lui que comme des ombres affectent des limites et des contours plus nets et plus tranchés.

Examen a l'ophthalmoscope. — Pas de changement bien notable ; la poche hémorrhagique semble pourtant s'être un peu affaissée, et, au lieu de cercler presque les contours de la papille, la ligne de démarcation s'est régularisée. (Une grande ventouse sur la nuque ; pédiluves sinapisés.)

20 Mars. L'amélioration s'est maintenue ; la vision est beaucoup plus nette, mais pourtant nous n'avons pas un

mieux assez sensible pour croire à une prochaine disparition de la maladie. (Continuation des pédiluves sinapisés et des pilules aloétiques; vésicatoire à la tempe de l'œil malade.)

30 Mars. A la suite d'un excès de travail et de veilles nécessitées par la position difficile du malade, la vue s'est de nouveau perdue, et l'œil est dans le même état qu'au début.

EXAMEN A L'OPHTHALMOSCOPE. — La poche est à peu près dans le même état; les taches hémorrhagiques sembleraient, au contraire, avoir diminué en épaisseur et en étendue. Rien ne vient m'expliquer le trouble survenu dans la vision. Il est probable qu'il y a seulement hypéresthésie de la rétine produite par les veilles auxquelles a été soumis l'individu, et par le mauvais éclairage à l'aide duquel il était obligé d'accomplir son travail. (20 sangsues à l'anus; poudre de jalap et de calomel à prendre tous les matins; bouillon d'herbes dans la journée.)

15 Avril. L'amélioration en est au point où elle était arrivée le 20 Mars. Le malade perçoit de nouveau les corps qui se présentent à lui, et il en suit assez exactement les contours. Pas encore de perception de la couleur. (Pédiluves sinapisés; continuation du jalap et du calomel; pansement du vésicatoire.)

30 Avril. Amélioration notable. Le malade m'annonce qu'il a pu voir les gros caractères d'un livre, et que la diplopie ne s'est pas présentée; seulement une partie de ses caractères lui était cachée : c'était la partie supérieure, ce qui correspond parfaitement à la partie de membrane anesthésiée par suite de son décollement.

EXAMEN A L'OPHTHALMOSCOPE. — La poche est presque totalement affaissée; les vaisseaux suivent leur cours normal ; les taches hémorrhagiques de la rétine ont diminué très-notablement, et les îlots sains ont crû en nombre et en grandeur. Tout fait présager qu'il y aura bientôt résorption complète des caillots sanguins qui tapissaient la partie supérieure de la rétine. Les vaisseaux y peuvent être suivis dans tout leur cours ; leur calibre est normal, et on n'y perçoit plus les renflements qu'ils manifestaient au début. Pourtant la partie de membrane au-dessous de laquelle siégeait l'épanchement est beaucoup plus pâle qu'à l'état normal. (Bouillon d'herbes ; régime végétal ; séton à la nuque.)

15 Mai. Le malade m'annonce qu'à quelque chose près la vue est à l'état normal. Il n'y a que la partie supérieure des objets qui lui paraît encore plus trouble et plus indécise. Il lit assez bien, dans un livre que je lui présente, quelques lignes d'un caractère moyen. Les douleurs de tête qui accompagnaient l'altération visuelle ont totalement disparu. L'état général est des plus satisfaisants. J'engage le malade à continuer le pansement du séton et à ne pas trop fatiguer encore sa vue.

Cet homme, ai-je su depuis, reprit bientôt son ouvrage sans que la lésion ait récidivé. Je l'ai revu naguère ; il accuse toujours une légère sensation de trouble quand il veut fixer un objet, et surtout quand il en fixe la partie supérieure, ce qui tient probablement à ce qu'il y a eu une petite portion de membrane anesthésiée. En somme, la guérison, dans l'état où elle est, ne s'est pas encore démentie.

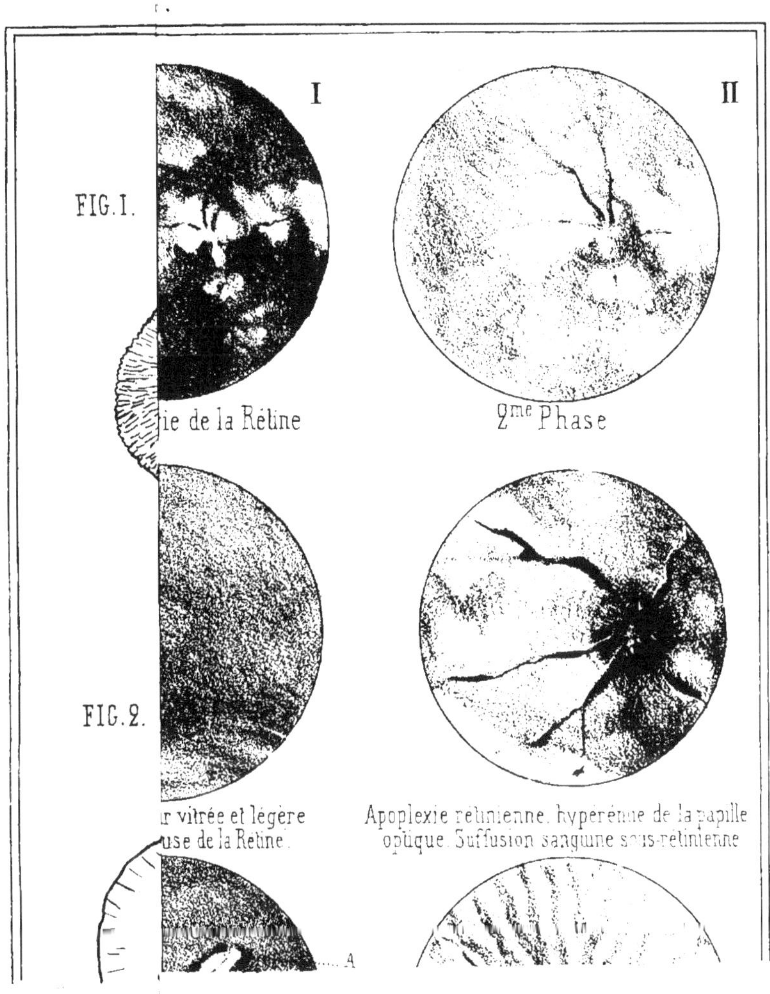
I
II
FIG. 1.
ie de la Rétine
2me Phase
FIG. 2.
r vitrée et légère
use de la Rétine.
Apoplexie rétinienne, hyperémie de la papille
optique. Suffusion sanguine sous-rétinienne
A

QUATORZIÈME OBSERVATION.

Entozoaire trouvé dans l'œil humain (1); par le Dr Jæger jeune.

Dans un œil qui avait séjourné pendant plusieurs mois dans une solution étendue d'alcool, le Dr E. Jæger a trouvé un ver intestinal (?) dont le dessin est ci-contre (2). Il était comme enseveli dans le tissu de la choroïde, à une ligne et demie environ de l'entrée du nerf optique du côté du nez. Enduit légèrement sur toutes ses faces par le pigment choroïdien, il était formé d'un cou fort long et fort mince, renflé à son extrémité libre en forme de trompe et ouvert de ce côté. En arrière, il se perdait en une vessie piriforme terminée par une pointe. De l'endroit de réunion de ces deux portions partait une espèce de tuyau se prolongeant librement dans la cavité de la vessie d'où pendait un appendice comme caudal du côté opposé à celui de l'entrée. (Fig. 1.)

Le cou était incolore et pellucide; la vessie, par contre, légèrement brune et diaphane, portait sur ses deux faces de légères stries concentriques extrêmement fines, constituées par des rides et des fronces de la membrane vésiculaire, et qui donnait à ses contours un aspect dentelé.

Le prolongement indiqué plus haut était brun foncé, couvert de plis pressés; il s'enfonçait jusqu'au tiers de la longueur dans la vessie.

Retiré du liquide à l'effet d'être soumis à un examen

---

(1) Cette observation est extraite des *Annales d'oculistique*, t. XXXV, (6e série, t. 5e), 6e livraison, 30 Juin 1856, p. 267.

(2) Nous donnons, dans notre dernière planche, une copie des deux dessins qui y sont joints.

plus minutieux, et plongé dans l'eau pure, on vit la vessie et le prolongement tubiforme s'en infiltrer, augmenter de volume, les plis et les rides de cette vessie disparaître complètement, la vessie elle-même crever au bout du troisième jour, et le liquide s'en écouler par une déchirure advenue près de la queue.

Pendant cette opération, l'état du cou n'éprouva aucun changement, mais les autres parties subirent les suivants (Fig. 2.) : la vessie et le tuyau avaient perdu leur couleur brune et étaient devenus aussi transparents que le cou lui-même; la vessie s'était distendue et présentait cependant encore çà et là quelques plis; le tissu tubiforme s'était allongé et occupait les deux tiers de la cavité sur une des parois de laquelle il s'inclinait; il présentait quelques plis dans le sens de sa longueur, et paraissait ouvert — peut-être était-il déchiré — à son extrémité libre.

La longueur du cou est de.	0,085	déc. linien.
Celle de la vessie, de.....	0,235	»
La largeur de celle-ci, de.	0,017	»

Le dessin représente l'objet à un grossissement de 70 fois.

QUINZIÈME OBSERVATION.

Cysticerque du corps vitré (1).

(*Observation recueillie à la clinique du D. Græfe.*)

Un jeune homme de 23 ans, menuisier, atteint d'un strabisme convergent, se présenta à la clinique de M.

---

(1) Arch. ophth. de Græfe, Donders et Arlt, t. Ier, 2e partie, p. 343.

Grœfe pour y subir une opération. L'œil gauche dévié était, au dire du malade, amblyopique depuis son enfance; la pupille était moins mobile que celle de l'autre côté; l'iris avait une couleur jaune verdâtre tout-à-fait différente de celle de l'autre côté, mais sa structure était normale (hétérophthalmos congénial). Le malade pouvait reconnaître les plus gros caractères du livre de Jœger.

Examen ophthalmoscopique. — On voyait au centre de la pupille une opacité circonscrite, ronde, qui, par sa forme, par sa position et par ce fait qu'elle était toujours unie au point brillant de la cornée, semblait correspondre à une cataracte centrale postérieure. Un peu en arrière d'elle se présentait un petit corps bleuâtre qui, dans sa partie postérieure, était uni à une tumeur plus opaque et tout-à-fait sphérique qui flottait dans l'humeur vitrée dans les mouvements de l'œil.

L'exploration à l'image inverse montrait une forme et une disposition des parties tout-à-fait différentes : la partie que l'on avait d'abord vue se présentait comme une figure blanche ovale éclatante comme le montre la figure (*a*); en arrière et au-dessus d'elle, un sac ou une tumeur oblongue gris bleuâtre s'étendait dans presque toute l'étendue du corps vitré. La partie antérieure piriforme (*c*) semblait être la tête, le rétrécissement qui le suivait le cou, et la partie la plus foncée se limitant nettement en (*b*) le sac d'un cysticerque. Une membrane fine enveloppait tout l'animal, et se continuait en arrière par une prolongation mince transparente que l'on pouvait suivre jusqu'au fond de l'œil.

Dans le fond de l'œil, on voyait une disposition irrégulière du pigmentum choroïdien, une décoloration remarquable de la papille du nerf optique (*e*) et un défaut des vaisseaux de la rétine au niveau de la partie ovale du cysticerque. Les mouvements que l'on avait vus à l'exploration à l'image droite n'étaient qu'apparents et dépendaient des mouvements de l'œil même. Je ne pouvais percevoir de mouvements propres à l'animal, lesquels pouvaient seuls permettre d'établir le diagnostic, malgré des recherches attentives et réitérées, car je ne pouvais pas faire la part avec sûreté de petites oscillations de la tête et de l'œil du malade. M. de Græfe reconnut enfin de petits mouvements ondulatoires au niveau du bout ovale (*b*) de la vessie. Quant aux mouvements de la tête du cysticerque, ils étaient empêchés, dans ce cas, par la membrane qui enveloppait étroitement l'animal et qui se trouvait très-fortement tendue entre le cristallin et le fond de l'œil. Les plis de cette membrane se faisaient remarquer par des rayons lumineux fins qui divergeaient à partir de la tête de l'animal vers la partie antérieure. L'enveloppe de la tête rendait l'observation incomplète; car, si l'on pouvait reconnaître la forme générale de la tête, on ne pouvait pas voir nettement les suçoirs caractéristiques.

Malgré cela, on ne pouvait, à cause de la forme et de la transparence de ce corps, douter de sa nature.

L'appendice de la figure blanche située en haut (image inverse) (*d*) ressemblait à la tête d'un cysticerque et permettait de croire que c'était là un cysticerque déjà mort et altéré. Il était uni à la capsule postérieure simulant ainsi une cataracte centrale.

Avec le microscope et avec un grossissement de 90, j'obtins une image bien claire et nette; mais il me fut impossible de décider cette question d'une manière tout-à-fait satisfaisante

On ne put pas décider dans quelle époque l'animal s'était développé ; car la mère du malade dit avoir aperçu le changement de couleur et la déviation de l'œil depuis la plus tendre enfance, et le malade ne se rappelle pas d'avoir jamais mieux vu de cet œil ni d'avoir aperçu des signes d'inflammation. Pendant une observation de neuf mois, ni la forme, ni la grandeur, ni la situation de ce corps n'ont changé. A la suite d'un traitement tæniafuge, plusieurs anneaux de tænia furent rendus.

SEIZIÈME OBSERVATION.

Cysticerque du corps vitré (1).

(*Observation recueillie à la clinique du docteur Græfe.*)

H.-M., garçon de 10 ans, se présenta à ma clinique pour une amblyopie du côté gauche : l'iris de cet œil était décoloré, verdâtre, mais conservait sa structure normale et son brillant; aussi on crut avoir affaire à une différence naturelle dans la coloration des deux yeux; la pupille était un peu dilatée et peu mobile.

Examen a l'aide de l'ophthalmoscope. — On voit un sac de cysticerque analogue à celui que M. Liebreich a décrit dans le cas précédent, dans un tuyau membraneux qui s'étend dans le corps vitré d'arrière en avant. La tête et le cou sont situés à la partie antérieure, rapprochés, et un peu en haut et en dedans du pôle postérieur du cristallin. La membrane enveloppante se continue ici,

(1) Arch. ophth. de Græfe, Donders et Arlt, t. II, 1re partie, p. 263.

comme dans le cas précédent, avec un système de plis transparents qui divergent en forme d'éventail vers la face postérieure du cristallin, et qui semblent fixer cette partie de l'animal. De là le tuyau membraneux passe directement en arrière et s'insère sur le nerf optique même qui est tout-à-fait recouvert par ce tuyau, excepté au niveau des deux segments très-étroits et blancs. Le bout postérieur du sac du cysticerque semble être situé au milieu du corps vitré, et se limiter par un contour net sur la partie postérieure vide du tuyau; le sac se voit à travers les membranes avec une couleur claire tirant sur le bleu clair. Cette membrane enveloppante a une couleur grise un peu brunâtre, peu brillante; elle se déplace un peu par des oscillations latérales, ce que l'on remarque surtout quand l'œil, après avoir exécuté des mouvements, se fixe tout à coup. La partie postérieure vide du tuyau envoie latéralement un appendice membraneux ayant l'aspect du tuyau même et qui s'étend en forme d'un voile vers la partie externe du fond de l'œil; par conséquent l'insertion postérieure du tuyau a une largeur plus grande. Au-dessus du nerf optique se trouve une partie de la choroïde jaunâtre, d'aspect tigré comme dans le cas précédent; le reste du fond de l'œil est à l'état normal. Les mouvements de l'animal sont très-difficilement constatés, mais je me suis convaincu de leur existence. Du reste, la forme caractéristique du sac ne permet pas de doute par rapport au diagnostic.

Les commémoratifs ne nous apprennent rien, car l'amblyopie avait été découverte par le malade quelques mois auparavant, par hasard, en recherchant des lunettes. Son père dit avoir rendu des anneaux de tænia vingt ans auparavant. Le malade même avait eu, dans la seconde année de sa vie, un écoulement des oreilles, un impétigo de la tête à plusieurs reprises, et des vers, à le croire même le tænia. Un traitement tæniafuge administré ne donna pas de résultat tendant à démontrer l'existence actuelle d'un tænia.

Quant à la vue, il pouvait reconnaître encore les plus gros caractères (20 Jœger). La fixation était incertaine. Après la dilatation de la pupille, il pouvait lire avec un verre convexe nº 4 la plus grosse écriture, d'une manière précise, quoiqu'avec difficulté. Le champ de la vision n'était pas restreint; mais, dans les mouvements de l'œil, il remarquait des ombres dans la partie moyenne de ce champ, de forme et de grandeur très-différentes, lesquelles dépendaient du tuyau membraneux dont il a été question; les objets disparaissaient tout à coup derrière les ombres; de même qu'à l'examen ophthalmoscopique, dans le moindre mouvement de l'œil, le fond de cet organe était recouvert par le tuyau membraneux et dérobé à la vue.

Dans d'autres mouvements, la partie moyenne du champ de vision était assez éclairée, et le malade pouvait mieux voir. Avec de l'exercice, il est très-probable que le malade aurait pu profiter de cette position de l'œil pour la vision, car elle s'augmentait un peu dans les recherches continuées, et l'œil devenait plus tranquille. Le malade éprouvait des éblouissements.

L'autre œil était dans un bon état, à cela près qu'il était presbytique.

J'ai revu le malade après un mois dans le même état. Quoique ce laps de temps soit trop court pour se faire une opinion arrêtée, définitive, il résulte pourtant de l'observation antérieure qui a pu être suivie pendant plus d'un an, que les changements fonctionnels marchent très-lentement, et cela donne déjà une différence remarquable entre les cysticerques du corps vitré et ceux de la rétine dont les effets sont si fâcheux.

DIX-SEPTIÈME OBSERVATION.

Cysticerque de la rétine (1).

(Observation recueillie à la clinique du docteur Græfe.)

Le malade était une femme d'une bonne santé habituelle; elle ne présentait des cysticerques nulle part dans le corps. Elle n'avait pas non plus le moindre soupçon de tænia. Trois semaines avant de se présenter à ma clinique, elle avait vu un brouillard de l'œil gauche, brouillard qui couvrait d'abord le centre de la vision et qui s'étendit ensuite sur les côtés. Lorsque je l'examinai, elle ne pouvait reconnaître aucun objet dans la direction de l'axe antéro-postérieur de l'œil; mais, sur les deux côtés, en haut et en bas, elle pouvait encore compter les doigts qu'on lui présentait à une distance de quelques pieds. Le centre du champ de vision n'était pas cependant complètement perdu, car elle pouvait encore distinguer les objets gros et bien éclairés, quoique d'une manière confuse.

Examen a l'aide de l'ophthalmoscope. — On reconnut le cristallin et le corps vitré complètement transparents: au centre de la rétine on voyait un corps verdâtre, brillant, parfaitement délimité sur le reste normal de

(1) Arch. ophth. de Græfe, Donders et Arlt, t. I, 1re partie, p. 457.

la rétine par un bord arrondi, partout convexe en dehors; ce corps verdâtre était si grand que même avec la pupille dilatée on ne pouvait le voir d'une seule fois complètement ; il était situé un peu en dehors du centre de la rétine; le nerf optique se présentait à son côté interne. La face antérieure de ce corps était assez écartée de la rétine, car on pouvait la voir à une distance assez éloignée de l'œil du malade sans employer la lentille concave. Je fis ensuite l'exploration avec une lentille biconvexe afin de voir la totalité de la tumeur. Celle-ci se présenta alors comme un sac verdâtre parfaitement rond, d'un diamètre quatre fois plus grand que celui de la papille du nerf optique : elle était accolée à la rétine et faisait saillie par sa face antérieure dans le corps vitré. Le reste de la rétine était normal. De cette partie normale de la rétine on voyait monter quelques vaisseaux sur les parties latérales du sac; mais on ne pouvait pas décider si ces vaisseaux étaient situés sur les parois mêmes de ce sac, ou dans une autre membrane qui serait adossée à ces parois. Dans le milieu de sa paroi antérieure on apercevait un appendice blanc, comme un bouton, qui se marquait très-bien parce qu'il n'était pas si transparent que le reste de la tumeur. Cet appendice faisait saillie aussi dans l'humeur vitrée et dépassait la paroi du sac; le degré de cette saillie était différent dans les diverses époques auxquelles on en fit l'exploration. On pouvait apercevoir que cet appendice se déplaçait encore sur la paroi antérieure du sac, de sorte qu'il n'occupait pas toujours le centre de la tumeur ou sac, mais un point plus excentrique. Il me fut impossible de découvrir les détails de ce petit corps mobile; je ne pus reconnaître rien de positif sur le rapport de ce corps : ceci tenait à ce que toute l'image semblait recouverte encore par un voile léger. Cette difficulté et la présence des vaisseaux dont nous avons parlé me firent concevoir cette opinion que le sac et l'appendice étaient recouverts d'une fine membrane. Je fus confirmé dans cette opinion par l'observation attentive et répétée de ce cas et par un autre que je rapporterai plus loin.

J'aurais pu rester long-temps en doute sur le diagnostic de la maladie, si les mouvements de la paroi de la tumeur qui étaient bien caractérisés ne m'avaient pas donné bientôt une certitude : on voyait même, quand l'œil était parfaitement fixe, la paroi antérieure agitée d'un mouvement ondulatoire s'étendant sur une grande partie de cette paroi sous forme de sinuosités, d'ondes.

Trois semaines après, le sac s'était agrandi à peu près d'un tiers; son bord interne touchait alors le bord externe de la papille du nerf optique sur lequel on voyait encore les vaisseaux à l'état normal; les vaisseaux qui passaient au-dessus de la tumeur étaient aussi allongés; l'appendice n'occupait plus le centre, mais il était placé directement au-dessous du bord supérieur du sac et au centre d'une petite tumeur, dépendance de la première.

Dans les environs de cette tumeur, l'image ophthalmoscopique est beaucoup plus nette, les vaisseaux qui passent sur le sac se terminent brusquement à la périphérie de cette deuxième tumeur, ce qui porte à admettre que ma première opinion était juste, c'est-à-dire que la tumeur était enveloppée d'une membrane embrassant les vaisseaux et qui avait été percée par le développement de cette deuxième tumeur. On put alors reconnaître sur l'appendice non-seulement des saillies latérales, mais aussi le support qui ne pouvait pas être vu auparavant et qui était tantôt retiré en arrière, tantôt projeté en avant dans différents sens. La vision de la malade est très-affaiblie, elle ne peut plus reconnaître de grands objets.

Dix semaines après la première observation, le sac ne s'était pas considérablement augmenté, mais il avait perdu son aspect verdâtre et était devenu plus transparent. Une partie des vaisseaux qui le sillonnaient avait complètement disparu; dans une autre partie du sac, on voyait encore des stries noires, fines qui ont tout-à-fait l'aspect de vaisseaux oblitérés sur une rétine décollée. La tumeur surnuméraire s'était tellement agrandie qu'elle avait à peu près la même grandeur que la première; elle était d'une couleur verdâtre, luisante, comme l'avait d'abord montré la première tumeur. Ces deux tumeurs, la principale et la surnuméraire, sont séparées par un rétrécissement. Le nerf optique est recouvert par la petite tumeur. Le reste de la rétine ne présente plus sa couleur normale; elle est recouverte de taches gris-blanchâtre, irrégulières, confuses. Je n'ai pas pu reconnaître si ces taches se trouvaient dans la rétine elle-même ou derrière elle.

Cinq mois après la première observation, la tumeur principale s'était affaissée, et à la place on ne voyait qu'une membrane transparente pliée, sans des contours nets, et agitée de mouvements. On ne pouvait bien distinguer le contour de la tumeur surnuméraire parce qu'elle était recouverte d'une membrane comme celle qui recouvrait la tumeur principale. Je crus pendant quelque temps que l'entozoaire était mort, mais je me suis trompé. La tête et le cou de l'animal représentés par l'appendice et son support étaient alors situés du côté du nez, de sorte que, pour les bien voir, il fallait engager le malade à regarder vers la droite. Il me semblait que la tumeur se mouvait entre la membrane qui la recouvrait et le fond de l'œil.

DIX-HUITIÈME OBSERVATION.

Cysticerque de la rétine (1).

(*Observation recueillie à la clinique de M. Græfe.*)

Une dame de 20 ans, d'une constitution faible, sujette à de fréquentes épistaxis dans son enfance, et à des céphalalgies qui durent encore et qui reviennent à de courts intervalles; mariée depuis deux ans et demi, accouchée pour la première fois il y a quinze mois, et enceinte actuellement de cinq mois, dit avoir éprouvé, au commencement de sa grossesse, sur l'œil gauche, un dérangement par suite duquel tout le champ de la vision était recouvert comme par un voile, à tel point qu'elle ne pouvait reconnaître qu'avec beaucoup de peine les caractères d'une grandeur moyenne. Elle éprouvait en même temps de la photopsie. Le voile devint de plus en plus épais; et, lorsqu'elle s'est présentée à moi, la faculté de reconnaître les objets était tout-à-fait abolie. Seulement, en dehors et en bas, elle peut reconnaître encore le mouvement d'une main.

Huit semaines auparavant, elle croit avoir reconnu des objets, quoique d'une manière passagère.

A l'observation à l'œil nu, on remarque que l'œil gauche

---

(1) Arch. ophth. de Græfe, Donders et Arlt, t. I, 2e partie, p. 236.

est un peu plus mou que le droit, mais il n'est pas déprimé dans la direction des muscles droits : l'iris est décoloré, l'humeur aqueuse est trouble d'une manière diffuse; la pupille est un peu dilatée, immobile tout-à-fait quand on fait tomber des rayons lumineux sur l'œil malade, mais elle est un peu mobile quand ces rayons excitent la rétine du côté opposé.

On aperçoit à l'image inverse, dans le corps vitré, à ce qu'il paraît près de la rétine, une membrane pliée qui flotte et qui, quoique transparente, se voit parfaitement par le contour des plis qui se déplacent dans les différents mouvements de l'œil. Sur quelques parties surtout, en dedans et en bas, elle paraît adossée à la rétine, car elle ne se déplace pas. Sur ces parties, on aperçoit plusieurs stries verdâtres, brillantes, qui couvrent les objets placés au niveau du fond de l'œil. Cette membrane ne peut pas être considérée comme la rétine décollée, parce qu'elle n'est pas continue avec le nerf optique, et qu'elle ne montre pas les vaisseaux caractéristiques de cette membrane.

A la partie supéro-externe du fond de l'œil, on voit, à travers la membrane mobile, une tumeur ronde verdâtre qui se continue en bas avec le cou de l'entozoaire. Au bout de ce cou, on voit la tête remarquable par son reflet blanc et plus clair. Ses contours ne peuvent pas s'observer en détail à cause de l'opacité de l'humeur aqueuse dont nous avons parlé, et surtout à cause de la membrane existant dans l'humeur vitrée. Avec beaucoup d'attention, on arrivait à apercevoir le mouvement ondulatoire de la paroi antérieure de la tumeur et les déplacements en avant et en arrière de la tête du cysticerque. Il ne me fut pas possible de voir la tête se plonger complètement dans l'intérieur du sac comme dans les cas antérieurs. Du reste, la grandeur et la forme du cysticerque sont semblables à celles dont j'ai parlé antérieurement.

DIX-NEUVIÈME OBSERVATION.

Sclérotico-choroïdite postérieure (1). — Autopsie par le Dr Heymann.

Je n'ai pas pu, dit l'auteur, examiner les yeux sur le vivant au moyen de l'ophthalmoscope ; la cornée était complètement opaque; on ne pouvait non plus reconnaître l'existence de la bosse scléroticale ; l'individu avait de 50 à 60 ans et était mort tuberculeux.

OEil gauche. — Cet œil n'offre rien de particulier sous le rapport de la forme et de la grandeur.

La cornée est partout recouverte d'une opacité dense, à surface inégale, excepté une petite partie sur la périphérie qui était encore transparente. La chambre antérieure était presque effacée, la pupille rétrécie à l'extrémité et accolée à la cornée ; l'iris était normal.

Le cristallin était jaunâtre, un peu opaque seulement à la partie postérieure. Des recherches plus minutieuses démontrèrent que cette opacité était située dans la substance corticale, à la partie inférieure et externe, et, de plus, qu'elle était séparée de la capsule et du noyau par des portions encore transparentes. La capsule était normale.

Le corps vitré était ramolli à tel point qu'il s'écoula avec une grande facilité après l'ouverture du globe.

---

(1) Arch. ophth. de Græfe, Donders et Arlt, t. II, 2e partie, p. 131.

Le fond de l'œil offrait deux plaques blanches, dont une, située à côté de la papille, donnait à cet organe l'aspect d'une papille très-considérable et irrégulière; l'autre entourait la *macula lutea*. La rétine était très-altérée; la papille du nerf optique, qu'on ne pouvait distinguer qu'avec la loupe, au milieu de la plaque blanche, avait l'aspect d'une petite saillie. Le point correspondant à l'entrée des vaisseaux était recouvert par une substance blanche, brillante comme la nacre, à peine transparente, d'une forme arrondie, à bords nets mais amincis; elle occupait à peu près la moitié centrale de la surface de la papille. Sur ses bords on voit sortir les branches de l'artère centrale de la rétine à peu près exsangues. Les veines ne disparaissent pas sur les bords de cette substance, mais s'arrêtent à la périphérie du nerf optique, et là elles semblent coupées par un instrument tranchant. Ces vaisseaux contenaient plus de sang que les artères. En suivant ces deux ordres de vaisseaux, artères et veines, on les voyait encore recouverts, au niveau de quelques points, par des écailles analogues à la substance placée sur le nerf optique. La rétine ne présentait que quelques points opaques analogues à ceux que M. de Grœfe a décrits; on pouvait la séparer facilement de la choroïde même au niveau de ces opacités; elle n'était accolée qu'au niveau des plaques blanches.

Une fois la rétine enlevée, on put observer avec plus de précision la plaque blanche entourant le nerf optique. La plus grande étendue de celle-ci se dirigeait vers la *macula lutea*, tandis qu'un cercle très-étroit entourait seulement la pupille du côté opposé. Cette plaque était limitée par des lignes courbes dont la concavité regardait le nerf optique. Sur la plaque elle-même on ne voyait point de pigmentum ni autres traces de la choroïde. Cette membrane y manquait tout-à-fait.

L'autre tache qui était en rapport avec la *macula lutea* était ovale et son grand diamètre était de 5 lignes ; elle s'étendait plus dans le sens horizontal que dans le sens vertical. Le centre de la *macula lutea* correspondait au tiers interne de cette plaque dont les limites étaient, comme pour l'autre, constituées par des courbes à concavité interne.

La choroïde, au niveau du fond de l'œil, était très-décolorée et présentait l'altération décrite par M. Donders, d'Utrecht. La partie périphérique et la partie interne de cette membrane étaient seules à l'état normal. Sur deux parties, grandes chacune comme une lentille et situées à la partie inférieure du nerf optique, cette membrane était tout-à-fait noire, coloration que l'on trouvait encore sur d'autres points plus petits, du reste normaux, de la choroïde. Excepté les îlots noirs, la couche pigmenteuse manquait complètement au niveau de la partie malade de la membrane. Les vaisseaux choroïdiens étaient à découvert ; ils avaient une couleur jaunâtre, sale, et manquaient de l'éclat de ceux que M. Jœger a vus et dessinés. Entre les vaisseaux, il y avait encore assez de pigmentum ; ainsi on ne pouvait pas apercevoir la sclérotique.

En enlevant la choroïde, on put constater qu'il n'existait aucune adhérence entre cette membrane et la sclérotique, excepté au niveau des bords des plaques blanches : cette adhérence était telle qu'on ne pouvait séparer les membranes qu'avec beaucoup de soin pour ne pas déchirer la choroïde. Une fois cette membrane décollée sur les points correspondants aux plaques, on put observer que cette membrane y était constituée par un tissu cellulaire transparent, sans aucune trace de pigmentum ni de vaisseaux. La portion de la choroïde située entre le nerf optique et la *macula lutea* portait du pigmentum et des vaisseaux, et ne présentait qu'un manque de la couche propre pigmentaire. Tout autour de la papille se retrouvait l'accolement et l'amincissement de la choroïde et de la sclérotique.

Cette dernière portait sur la partie correspondante aux plaques blanches une exsudation organisée en forme de membrane un peu saillante unie à la choroïde et à la sclérotique; par conséquent on n'aurait pas pu voir la sclérotique elle-même avec l'ophthalmoscope si cet examen avait pu être fait.

Œil droit. — Point d'altérations choroïdiennes : la rétine avait sur quelques points périphériques des taches blanches très-fines seulement visibles à la loupe; ces taches étaient assez analogues à celles que l'on observe dans la dégénérescence graisseuse de la rétine. Cet œil avait aussi une cataracte postérieure de même que l'œil gauche, et une opacité cancéreuse un peu moins considérable.

VINGTIÈME OBSERVATION.

Sclérotico-choroïdite postérieure (1). — Autopsie par M. Græfe.

Les yeux dont il est question étaient si bien conservés que l'on pouvait encore les observer avec l'ophthalmoscope comme chez le vivant.

(1) Arch. ophth. de Græfe, Donders et Arlt, t. I, 1re partie, p. 390.

Examen ophthalmoscopique. — Cet instrument permet de reconnaître la présence des corps flottants dans l'humeur vitrée, corps nombreux et fins; le cristallin était opaque, luxé et enfoncé dans le corps vitré ramolli, et l'on ne pouvait le voir qu'avec peine. Ces altérations se trouvaient dans les deux yeux.

OEil droit. — Cet œil était moins malade que son congénère; la plaque blanche du fond de l'œil était grande et existait seulement du côté externe du nerf optique; sur cette plaque on ne voyait passer que quelques vaisseaux très-pâles.

OEil gauche. — La plaque blanche de cet œil entourait tout-à-fait la papille du nerf optique, présentait des dentelures et une grande quantité de taches formées par des amas de pigmentum choroïdien.

Examen des globes a l'extérieur. — Les globes oculaires présentaient, surtout celui du côté gauche, une augmentation considérable du diamètre antéro-postérieur, ce qui tenait à une dilatation très-considérable développée à l'extrémité du diamètre antéro-postérieur. Cet axe avait, du côté droit, 29 millimètres, celui du côté gauche 30 millimètres et demi. Les autres diamètres, vertical et horizontal, étaient, à peu de chose près, à l'état normal. La sclérotique des deux yeux était amincie au niveau de cette dilatation, comme on la trouve dans la partie antérieure de cette membrane, dans le cas de staphylome antérieur. Cette portion avait une couleur bleuâtre, ce qui ne dépendait pas de ce qu'on voyait au travers de sa substance la choroïde, mais c'était une conséquence de ce fait que les sclérotiques étaient à demi transparentes et placées sur un corps d'une couleur foncée.

EXAMEN DES YEUX A L'INTÉRIEUR. — Des deux côtés, l'humeur vitrée était ramollie et incolore.

EXAMEN MICROSCOPIQUE DES CORPS FLOTTANTS DE L'HUMEUR VITRÉE. — Le microscope fait constater que ces corps qui ont été vus avec l'ophthalmoscope, avant l'ouverture des globes, se composent d'un amas de granulations de forme indéterminée. Le même examen permet de voir des dépôts calcaires sur la face concave de la cristalloïde postérieure, et qui formaient la cataracte observée aussi avec l'ophthalmoscope.

Au niveau du fond de l'œil et après avoir évacué l'humeur vitrée, on aperçoit nettement le contour de la plaque blanche vue avant l'ouverture des yeux.

La rétine, intacte au niveau de cette plaque, est un peu opaque, ce qui tient à un commencement d'altération cadavérique. Après avoir enlevé la rétine, les limites de la plaque blanche devinrent plus marquées, et la plaque plus nette et plus éclatante. La rétine présentait çà et là de petits épaississements sous forme de petites papules.

EXAMEN MICROSCOPIQUE DE LA RÉTINE. — A un grossissement médiocre on constata que tous ces points épaissis étaient formés de granulations nombreuses disposées en général par groupes autour des vaisseaux de la membrane, vaisseaux qu'elles cachaient en différents points. La rétine montrait ses éléments à l'état normal quoique un peu altérés par la putréfaction commençante.

La choroïde était amincie dans toute son étendue et dans ses différentes couches. La couche pigmenteuse manquait au niveau de la plaque blanche, et là on n'y en voyait que quelques traces. Ces îlots de pigmentum, de véritables amas pathologiques, se trouvaient placés au niveau des points où les artères ciliaires percent la sclérotique.

Le tissu propre de la choroïde commençait à s'amincir à partir du contour de la plaque blanche, et cet amincissement devenait plus considérable à mesure qu'on se rapprochait de la papille. Ce tissu se perdait enfin dans un tissu cellulaire mince attaché à la face interne de la sclérotique qui occupait la plus grande partie de la plaque. La choroïde faisait complètement défaut au niveau de ce tissu cellulaire. L'examen le plus attentif ne permettait pas d'y reconnaître la moindre trace des vaisseaux caractéristiques de cette membrane. Ainsi donc, dans cette étendue, la rétine n'était plus séparée de la sclérotique par la choroïde.

Les vaisseaux ciliaires qui perçaient la sclérotique au niveau de la plaque blanche, et que l'on pouvait reconnaître très-bien, étaient oblitérés. A leur entrée dans l'œil, on voyait les amas de pigmentum dont il a été question.

Ces yeux m'ont été envoyés par le Dr Hoppe, qui les avait examinés sur le vivant. Ce malade était, d'après les renseignements fournis par ce chirurgien, amaurotique des deux yeux. Il existait, en outre, chez ce malade, une affection cérébrale ; de sorte que l'explication de l'amaurose présentait de grandes difficultés. Il est possible cependant que les épaississements rétiniens aient été pour quelque chose dans la production de la cécité.

FIN.

TABLE DES MATIÈRES.

www.ingramcontent.com/pod-product-compliance
Ingram Content Group UK Ltd.
Pitfield, Milton Keynes, MK11 3LW, UK
UKHW020305180726
13839UKWH00001B/380